Maria Menges

Validität der sonographischen Adhäsionsdiagnostik

Maria Menges

Validität der sonographischen Adhäsionsdiagnostik

Eine prospektive Studie

Südwestdeutscher Verlag für Hochschulschriften

Imprint
Any brand names and product names mentioned in this book are subject to trademark, brand or patent protection and are trademarks or registered trademarks of their respective holders. The use of brand names, product names, common names, trade names, product descriptions etc. even without a particular marking in this work is in no way to be construed to mean that such names may be regarded as unrestricted in respect of trademark and brand protection legislation and could thus be used by anyone.

Publisher:
Südwestdeutscher Verlag für Hochschulschriften
is a trademark of
Dodo Books Indian Ocean Ltd., member of the OmniScriptum S.R.L Publishing group
str. A.Russo 15, of. 61, Chisinau-2068, Republic of Moldova Europe
Printed at: see last page
ISBN: 978-3-8381-2112-3

Zugl. / Approved by: München, LMU, Diss., 2010

Copyright © Maria Menges
Copyright © 2011 Dodo Books Indian Ocean Ltd., member of the OmniScriptum S.R.L Publishing group

INHALTSVERZEICHNIS

1. EINLEITUNG... 1
1.1. Geschichte des Ultraschalls in der medizinischen Diagnostik... 1

2. ABDOMINELLE ADHÄSIONEN... 4
2.1. Ätiologie und klinische Bedeutung... 4
2.2. Wirtschaftliche Bedeutung... 5
2.3. Diagnostische Möglichkeiten... 6

3. ZIELSETZUNG... 13

4. PATIENTEN UND METHODEN... 14
4.1. Studienaufbau... 14
4.2. Adhäsionssonographie... 15
4.3. Einschränkung der kranio-kaudalen Verschieblichkeit... 17
4.4. Datenanalyse... 21
4.5. Statistische Auswertung anhand der Vier-Felder-Tafel... 22

5. ERGEBNISSE... 24
5.1. Verwachsungen vorhanden:
Vergleich Sonographie – intraoperativer Befund... 24
5.2. Höchster Verwachsungsgrad:
Vergleich Sonographie – intraoperativer Befund... 26
5.3. Lokalisation der Adhäsionen:
Vergleich Sonographie – intraoperativer Befund... 28
5.4. Adhäsionen im Oberbauch, Mittelbauch und Unterbauch... 29
5.5. Adhäsionen in den zehn Untersuchungsfeldern... 32

6. DISKUSSION... 35

7. ZUSAMMENFASSUNG... 51

8. LITERATURVERZEICHNIS... 54

9. TABELLARIUM... 59

1. EINLEITUNG

1.1. Geschichte des Ultraschalls in der medizinischen Diagnostik

Ultraschall ist heutzutage in fast allen medizinischen Disziplinen etabliert und damit ein unverzichtbarer Bestandteil der bildgebenden Diagnostik. Einsatz als Routineuntersuchung findet die Sonographie unter anderem in der Chirurgie, der Inneren Medizin und der Radiologie bei der Untersuchung der intraabdominellen Organe, des Thorax, der Schilddrüse, der Lymphknoten sowie der Blutgefäße, in der Gynäkologie bei der Untersuchung der Mamma und des Embryos, in der Kardiologie in der Untersuchung des Herzens, in der Orthopädie in der Untersuchung von Gelenken und in der Hals-, Nasen-, Ohrenheilkunde in der Untersuchung der Nasennebenhöhlen. Insgesamt handelt es sich bei der Sonographie um eine vergleichsweise junge Methode der bildgebenden Diagnostik.

1938 hatte der österreichische Neurologe Dussik erstmals die Idee, Ultraschallwellen für die medizinische Diagnostik einzusetzen. Zusammen mit seinem Bruder, einem Radiotechniker, entwickelte er seine als Hyperphonographie benannte Methode zur Beurteilung der Gehirnventrikel, die er 1942 in der Zeitschrift für Neurologische Psychiatrie veröffentlichte [6]. Ein Ultraschallsender wurde hierfür auf der einen Seite des Schädels aufgesetzt und auf der gegenüberliegenden Seite starr mit einem Empfänger verbunden. Die nach der mäanderförmigen Durchschallung des Schädels je nach durchschalltem Gewebe unterschiedlich abgeschwächten, vom Empfänger gemessenen Signale, steuerten die Helligkeit eines ebenfalls mit dem Empfänger

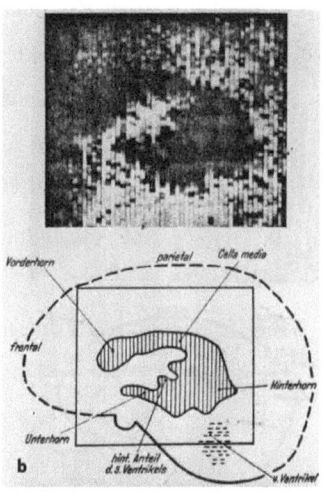

Abbildung 1.1: Normales Hyperphonogramm mit Skizze. Die dunklen Stellen entsprechen geringerer, die helleren stärkerer Schwächung; Originalbild aus: „Der Radiologe" 2005; 45: 364

verbundenen Lämpchens, das wiederum eine photografische Platte belichtete. Das Ergebnis waren die ersten medizinischen Ultraschallbilder nach dem Transmissionsverfahren.

In den folgenden Jahren wurden sowohl das eindimensionale „A-Bild", als auch das zweidimensionale „B-Bild" als Ultraschall-Echoimpulsverfahren weiterentwickelt [11].

Edler und Hertz aus Schweden veröffentlichten bereits 1953 ihre ersten Arbeiten über die Darstellung intrakardialer Strukturen [7], 1961 erschien ihre Arbeit über die Echokardiographie [8]. Leksell legte mit demselben Ultraschall-Materialprüfgerät 1954 den Grundstein für die Echoenzephalographie [11].

Als Basis für die Weiterentwicklung der zweidimensionalen Ultraschall-Diagnostik dienten erste Versuche, bei denen die Patienten im Wasser beschallt wurden. Zunächst wurden Patienten durch den Compound-Scanner, der 1954 von Holmes entwickelt wurde, immer noch im Wasserbad kreisförmig beschallt [16]. Der Kontakt-Compound-Scanner, 1957 von Donald entwickelt, konnte schon direkt auf die Haut aufgesetzt werden [4]. Allerdings waren zur Bedienung der Geräte ein großes physikalisches Wissen und ein immenser Zeitaufwand notwendig, weswegen die Geräte keine Anwendung im klinischen Alltag fanden [11].

Ein Umdenken setzte ein, nachdem bereits 1965 das erste Realtime-Gerät von Krause und Soldner in den Siemenswerken in Erlangen vorgestellt wurde [23]. Das so genannte „Vidoson" war zunächst für ein Mammakarzinomscreening konzipiert worden, wurde jedoch sehr schnell auch von Chirurgen, Internisten und Radiologen in der bildgebenden Diagnostik eingesetzt.

Anfang der 80er Jahre schließlich setzte sich der Ultraschall mit den Geräten der neueren Generation mit verbesserter Ortsauflösung von heute bis zu 3,0–0,4 mm lateral und 0,8-0,15 mm axial und weiterentwickelter Gerätetechnik endgültig in vielen medizinischen Disziplinen als ein schonendes, nichtinvasives diagnostisches Verfahren durch [11].

2. ABDOMINELLE ADHÄSIONEN

2.1. Ätiologie und klinische Bedeutung

Die Ausbildung von intestinalen, bauchwandfernen sowie peritonealen Adhäsionen zur Bauchdecke ist eine regelmäßige Folge intraabdomineller Operationen. In einer Studie an 752 Leichen, die Weibel und Maijno 1973 durchführten, stellten sie bei 67% der bereits abdominell Voroperierten Adhäsionen fest [51]. In einer prospektiven Analyse von 210 Patienten, die ebenfalls mindestens eine Laparotomie in der Anamnese aufwiesen, zeigten sich bei erneuter Laparotomie sogar bei 93% der Patienten abdominelle Verwachsungen, die den vorangegangenen Operationen zugeordnet werden konnten. Dabei waren Verwachsungen zwischen Laparotomie-Narbe und Omentum am häufigsten, sie wurden bei 170 der 210 operierten Patienten gefunden [32].

Die Ätiologie der Bildung von Adhäsionen ist in ihren pathogenetischen Mechanismen nur teilweise erforscht. Ob sich Adhäsionen bilden, entscheidet sich innerhalb von fünf bis sieben Tagen nach der Verletzung des Peritoneums [14, 37]. Eine Verletzung des Peritoneums entsteht in den meisten Fällen entweder durch Infektionen, die einen direkten toxischen Effekt auf das Gewebe ausüben oder durch Operationen, wobei die Verletzung durch das Auftreten oder Zusammenwirken unter anderem des Schneidens, der Ischämie, des Austrocknens an Luft, der elektrischen Koagulation, des Nähens und Nahtmaterials und anderen Fremdmaterials wie z.B. Flusen von Tupfern oder Darminhalt, entsteht. Die so entstandene Verletzung des Peritoneums setzt eine Entzündungsreaktion in Gang, in deren Folge abdominelle Adhäsionen entstehen können [2, 29, 30].

Die Mehrzahl der Patienten mit abdominellen Adhäsionen bleibt klinisch unauffällig [14]. Jedoch gibt es eine Reihe von Symptomen und Komplikationen, die durch abdominelle Adhäsionen ausgelöst werden können.

2. Abdominelle Adhäsionen

So sind Adhäsionen die häufigste Ursache für Darmverschlüsse in der westlichen Welt [9], sie verursachen ca. 40 % aller Darmobstruktionen insgesamt [34] und 60 - 70 % aller Dünndarmverschlüsse [33]. Die Extrapolation einer Umfrage unter 362 britischen Chirurgen ergab für Großbritannien ca. 12.000 bis 14.000 Fälle von durch Adhäsionen ausgelösten Darmverschlüssen pro Jahr [42].

Die Gynäkologie ist eine weitere medizinische Disziplin, in der direkte Folgen von Adhäsionen beobachtet werden können. Für etwa 15-20% der Fälle weiblicher Sterilität sind Adhäsionen die Ursache [14, 30]. Nach Adhäsiolyse im kleinen Becken können Schwangerschaftsraten von 38-52% bei vormals sterilen Patientinnen erreicht werden [3]. Auch für chronische Schmerzen im Bereich des Abdomens und des kleinen Beckens werden Adhäsionen verantwortlich gemacht [5, 13]. Eine Analyse von elf Studien zeigt, dass Adhäsionen die mit 40% häufigste gefundene Pathologie bei ca. 1.000 untersuchten Patienten mit chronischen Schmerzen im kleinen Becken sind [3].

Schließlich verkomplizieren Adhäsionen auch nachfolgende abdominelle Operationen. Der Eingang in die Bauchhöhle wird durch Adhäsionen erschwert, sei es laparoskopisch oder offen und das Risiko der Verletzung adhärenter Darmschlingen wird erhöht. Die Operationszeit wird durch vorhandene Adhäsionen verlängert [2].

2.2. Wirtschaftliche Bedeutung

Die Kosten, die durch Adhäsionen und deren Komplikationen verursacht werden, sind enorm. In den USA wurden 1994 allein für in Krankenhäusern durchgeführte Adhäsiolysen geschätzte $ 1.33 Milliarden ausgegeben [38]. In einer retrospektiven Kohortenstudie (SCAR Studie), in der schottische Patientendaten über 10 Jahre ausgewertet wurden, zeigte sich, dass 34,6 % der 29.790 Patienten, die im ersten

2. Abdominelle Adhäsionen

Beobachtungsjahr der Studie offen abdominell operiert worden waren, innerhalb von 10 Jahren im Mittel 2,1 mal erneut in ein Krankenhaus eingewiesen wurden. Sie präsentierten Beschwerden, die direkt oder indirekt mit Adhäsionen in Verbindung gebracht werden konnten, bzw. erneut stattfindende abdominelle Operationen höchstwahrscheinlich verkomplizierten [10].

Es gibt Ansätze, die Bildung von Adhäsionen nach abdominellen Operationen zu verringern oder zu verhindern. Die aktuellen Bemühungen liegen hauptsächlich darin, die operative Technik so anzupassen, dass die Verletzung des Peritoneums möglichst gering gehalten wird und Flüssigkeiten oder feste Materialien eingebracht werden, die die Bildung von Adhäsionen verringern sollen [39]. Bereits durch laparoskopische Operationen wird das Peritoneum weniger verletzt als bei offenen Operationen und die postoperative Bildung von Adhäsionen kann dadurch verringert werden [41, 47, 50]. Die Wirkung der flüssigen und festen Materialien, die in der Prophylaxe von Adhäsionen zur Anwendung kommen, wie z. B. Icodextrin 4%, Hyaluronsäure in Form von Interceed® oder Seprafilm® wird in klinischen Studien sehr unterschiedlich beurteilt. Einige der Substanzen weisen jedoch gute adhäsionsprophylaktische Ergebnisse auf [29].

2.3. Diagnostische Möglichkeiten

Obwohl postoperativ gebildete Adhäsionen wie angeführt ein evidentes Problem im klinischen Alltag darstellen und hohe Kosten für die Gesundheitssysteme verursachen, ist die Diagnose bestehender Verwachsungen in den allermeisten Fällen immer noch eine Ausschlussdiagnose.

Solange Adhäsionen keine Beschwerden verursachen, besteht in der Regel keine Veranlassung, mit diagnostischen Untersuchungen gezielt nach Verwachsungen zu suchen. Umso mehr werden Adhäsionen zu einem Risiko, wenn eine erneute abdominelle Operation indiziert ist und bestehende Adhäsionen die Gefahr der

Verletzung von an der Bauchwand adhärenten Darmschlingen durch Laparotomie oder Laparoskopie bergen. Wenn peritoneale Adhäsionen sicher präoperativ diagnostiziert werden könnten, ließe sich dieses Risiko minimieren.

Sobald jedoch Beschwerden und Komplikationen auftreten, die mit Adhäsionen in Verbindung gebracht werden, wie Darmverschlüsse, Sterilität und chronische Schmerzzustände, werden alle zur Verfügung stehenden diagnostischen Mittel ausgeschöpft, um die Ursache der Beschwerden zu bestimmen.

Die Diagnose des Darmverschlusses ist hierbei noch relativ einfach mit konventionellem Röntgen, Kontrast-Aufnahmen des Darms, Ultraschall und gegebenenfalls Computer Tomographie (CT) zu sichern [2]. Ob allerdings der Verschluss tatsächlich durch Adhäsionen hervorgerufen wird, kann in der Regel erst intraoperativ festgestellt werden [15].

Die Diagnose „chronischer Schmerzzustand verursacht durch abdominelle Adhäsionen" ist ungleich schwieriger zu stellen.

Es sind keine für Adhäsionsbeschwerden spezifischen Symptome bekannt. In Studien, die sich mit chronischen Schmerzzuständen im Hinblick auf Adhäsionen beschäftigen, werden die Schmerzen als stechend, ziehend, brennend oder krampfartig beschrieben, als zeitlich und örtlich wechselnd, oder auch als stetig und auf eine bestimmte Region begrenzt [18, 28, 35]. Eine Zunahme der Schmerzen ist feststellbar bei Bewegung, nachts und nach Nahrungsaufnahme, wobei gemäß Leidig und Krakamp besonders Schmerzen bei Rotation des Rumpfes für Verwachsungsbeschwerden sprechen sollen. Als Begleitsymptome können Verstopfung, Aufstoßen, Blähungen und Erbrechen auftreten [35]. All dies sind Symptome, die auch in Zusammenhang mit anderen Krankheitsbildern wie z. B. Cholelithiasis oder Appendizitis einhergehen können. Keinesfalls lässt ihr Auftreten die sichere Diagnose von abdominellen Adhäsionen zu. Bei Jung et al. wurden bei 9 von 36 laparotomierten Patienten mit oben beschriebenen Beschwerden keine Adhäsionen gefunden [18], Leidig und Krakamp fanden bei allen 17 untersuchten Patienten Verwachsungen [28]. In die Studie von Mueller et al. [35] wurden nur Patienten miteinbezogen, bei denen laparoskopisch tatsächlich nur Adhäsionen als pathologisches Korrelat der chronischen Schmerzen gefunden werden konnten. Von insgesamt 1200 laparoskopisch operierten Patienten wurden 51 in die Studie aufgenommen.

Stovall et al. [44] untersuchten 1989 in einer prospektiven Studie an 273 Frauen, ob eine Korrelation zwischen bestimmten Befunden in der präoperativen Vorgeschichte, der präoperativen körperlichen Untersuchung und dem Vorhandensein von Adhäsionen besteht. Die Patientinnen wurden über das Vorhandensein folgender Befunde in der Vorgeschichte befragt: (1) stattgefundene Behandlung einer Entzündung der Organe des kleinen Beckens, (2) bereits diagnostizierte Endometriose, (3) stattgefundene abdominelle Operationen oder Operationen des kleinen Beckens, (4) bereits diagnostizierte Verwachsungen im kleinen Becken, (5) bereits diagnostizierter Tubenverschluss und (6) das Vorhandensein von chronischen Schmerzen im kleinen Becken über eine Dauer von mindestens sechs Monaten. Befunde, die bei der körperlichen Untersuchung der Patientinnen erhoben wurden, waren (1) Portioschiebeschmerz, (2) uteriner Druckschmerz / schmerzhafter Uterus, (3) (druck)schmerzhafte Adnexe, (4) tastbarer Adnextumor und (5) fixierter Uterus. In der im Anschluss an die Befragung und Untersuchung durchgeführten Laparoskopie wurde überprüft, ob, wo und in welchem Umfang Verwachsungen im kleinen Becken vorhanden waren.

176 Patientinnen hatten keinen der genannten Befunde in der Vorgeschichte, die Befunde der restlichen 97 Patientinnen (mehrere positive Befunde gleichzeitig möglich) sind in Tab. 2.3.1 dargestellt:

2. Abdominelle Adhäsionen

Tabelle 2.3.1: Befunde in der präoperativen Vorgeschichte

Befund	Anzahl der Patientinnen (% von n = 273)	Anzahl mit Adhäsionen (% der Anzahl mit positivem Befund)	P
Entzündung der Organe des kleinen Beckens	30 (11,0)	13 (43,3)	0,424
Endometriose	2 (0,7)	2 (100,0)	0,131
Stattgefundene Operation(en)	72 (26,4)	43 (59,7)	<0,001
Diagnostizierte Verwachsungen im kleinen Becken	5 (1,8)	3 (60,0)	0,356
Diagnostizierter Tubenverschluss	9 (3,3)	4 (44,4)	0,727
Chronische Schmerzen im kleinen Becken	27 (9,9)	13 (48,1)	0,207

Insgesamt wurden bei 99 (36,6%) der 273 laparoskopierten Patientinnen Adhäsionen gefunden. Von diesen 99 Patientinnen konnten 52 (52,5%) zu der Gruppe der 97 Patientinnen mit Befunden in der Vorgeschichte zugeordnet werden, und 47 (47,5%) zu der Gruppe der 176 Patientinnen mit unauffälliger Vorgeschichte. Der einzige Befund, der statistisch signifikant mit dem Vorhandensein von Adhäsionen korreliert werden konnte, sind „stattgefundene abdominelle Operationen oder Operationen im kleinen Becken".

In der klinischen Untersuchung konnte bei 240 der 273 Patientinnen keiner der vorher definierten pathologischen Befunde festgestellt werden. Die Befunde der restlichen 33 Patientinnen sind in Tab. 2.3.2 dargestellt:

Tabelle 2.3.2: Befunde in der präoperativen klinischen Untersuchung

Befund	Anzahl der Patientinnen (% von n = 273)	Anzahl mit Adhäsionen (% der Anzahl mit positivem Befund)	P
Portioschiebeschmerz	9 (3,3)	6 (66,7)	0,076
Uteriner Druckschmerz / schmerzhafter Uterus	11 (4,0)	6 (54,5)	0,214
(Druck-) schmerzhafte rechte Adnexe	11 (4,0)	9 (81,8)	0,002
(Druck-) schmerzhafte linke Adnexe	13 (4,8)	8 (61,5)	0,074
Rechter Adnextumor	10 (3,7)	8 (80,0)	0,005
Linker Adnextumor	9 (3,3)	6 (66,7)	0,076
Fixierter Uterus	7 (2,6)	7 (100,0)	0,001

2. Abdominelle Adhäsionen

Von den insgesamt 99 Patientinnen mit Adhäsionen konnten 23 (23,2%) zu der Gruppe von 33 Patientinnen mit Befunden in der klinischen Untersuchung zugeordnet werden und 76 (76,7%) zu der Gruppe der 240 Patientinnen mit unauffälliger klinischer Untersuchung. Befunde in der klinischen Untersuchung, die statistisch signifikant mit dem Vorhandensein von Adhäsionen korreliert werden konnten, sind „uteriner Druckschmerz / schmerzhafter Uterus", „rechter Adnextumor" und „(druck)schmerzhafte rechte Adnexe".

Insgesamt gab es 168 Patientinnen mit sowohl unauffälliger Vorgeschichte als auch einer unauffälligen klinischen Untersuchung. Von diesen 168 Patientinnen wurden bei 43 (25,6%) Adhäsionen gefunden.

Die Autoren der Studie folgerten aus ihren Ergebnissen, dass die Vorgeschichte und die körperliche Untersuchung durchaus Hinweise auf das Bestehen von Adhäsionen geben können. Sicher diagnostizieren oder ausschließen lassen sich Adhäsionen jedoch durch Anamnese und körperliche Untersuchung nicht.

Stout et al. [43] untersuchten an 102 Frauen, ob die von den Patientinnen angegebene Lokalisation der chronischen Schmerzen mit der Lokalisation der vorhandenen, durch Laparoskopie bestätigten, pathologischen Bedingungen (Adhäsionen oder Endometrioseherde) korreliert. Bei 25% der 78 Patientinnen, bei denen pathologische Bedingungen gefunden worden waren, stimmte die Lokalisation genau überein, in 72% der Fälle war entweder das angegebene Areal größer als das tatsächlich vorhandene pathologische Korrelat oder umgekehrt. In 3% der Fälle stimmte die Lokalisation überhaupt nicht überein.

Bei 100 Patientinnen, die über chronische Schmerzen in immer derselben Lokalisation bzw. mit demselben *punctum maximum* klagten, wobei „chronisch" definiert war als eine Dauer von mindestens sechs Monaten, und bei denen durch nicht-invasive Diagnostik keine pathologische Erklärung für die Symptome gefunden werden konnte, wurde in einer Studie von Kresch et al. [25] durch eine Laparoskopie bei 83% eine organische Erklärung der Schmerzen gefunden. Hierbei handelte es sich in 38% der Fälle um Adhäsionen, gefolgt von 32% mit Endometriose als pathologisches Korrelat. Die Mehrzahl der Patientinnen mit gefundenen Adhäsionen war bereits voroperiert bzw. hatte eine stattgefundene Entzündung der Organe des kleinen Beckens in der Anamnese, genaue Zahlen sind leider nicht dokumentiert.

In einer retrospektiven Studie von Salky und Edye [40] wurde bei 387 Patienten mit Bauchschmerzen eine diagnostische Laparoskopie durchgeführt. 265 der 387 Patienten hatten chronische Schmerzen, wobei „chronisch" hier definiert war als nicht notwendigerweise ununterbrochene Schmerzen mit einer Dauer von mehr als einer Woche. 70% der Patienten hatten ihre Beschwerden allerdings bereits seit mehreren Jahren. Bei 201 der 265 chronischen Schmerzpatienten (76%) konnte durch die Laparoskopie eine Diagnose gestellt werden. Am häufigsten fanden sich Adhäsionen (33,8%) und chronische Appendizitis (33,8%). In der Diskussion folgerten die Autoren, dass eine sorgfältige Patientenauswahl ausschlaggebend für den diagnostischen und therapeutischen Erfolg einer Laparoskopie sei. Vor allem Patienten, die über Schmerzen in einer bestimmten Region mit vorhandenem *punctum maximum* klagten, würden von einer Laparoskopie profitieren, was wiederum auf Patienten mit Adhäsionen im Besonderen zutreffen würde.

Freys et al. [12] untersuchten in ihrer prospektiven Studie an 58 Patienten mit chronischen Schmerzen, bei denen durch ausführliche Diagnostik eine erkennbare pathologische Ursache der Schmerzen ausgeschlossen wurde, den Erfolg einer Adhäsiolyse über einen Zeitraum von 30 Monaten. Sie fanden unter anderem, dass es für den langfristigen Erfolg einer Adhäsiolyse eine „ideale Konstellation" zu geben scheint: Patienten, die über immer wiederkehrende Schmerzen mit einem lokalisierten und reproduzierbaren *punctum maximum* klagen und bei denen intraoperativ auf dieselbe Lokalisation begrenzte Adhäsionen gefunden, haben langfristig die besten Ergebnisse nach erfolgter Adhäsiolyse. Darüber hinaus konnte als ein Trend beobachtet werden, dass Patienten mit kleinen umschriebenen Adhäsionen typischerweise nur intermittierende Schmerzen im klinischen Bild zeigen, während Patienten mit großflächigen Adhäsionen typischerweise Schmerzen kombiniert mit wiederkehrender Ileussymptomatik aufweisen.

Die nicht-invasive Diagnostik, die bei akuten und chronischen abdominellen Schmerzen typischerweise angewandt wird, um andere organische Ursachen auszuschließen, umfasst Blut- und Urinuntersuchungen (ALT, AST, Bilirubin, Amylase, Kreatinin, Harnstoff), Laktosetoleranztest, H_2 Atemtest, Stuhlanalyse auf Wurmbefall, abdominelle Sonographie, Magen-Darm-Passage, Kolonkontrasteinlauf, Dünndarmdoppelkontrasteinlauf nach Sellink, Abdomenleeraufnahme, i.v. Urographie, i.v. Cholezyst-Cholangiographie, Ösophagogastro-duodenoskopie, Koloskopie, CT und Magnetresonanztomographie (MRT) des Abdomens [12, 18, 19, 24, 35, 40, 45, 46].

Zwar dienen diese Untersuchungen in erster Linie einer Notfalldiagnostik z.B. bei Verdacht auf Ileus oder Darmischämie, die Diagnose der „intra- oder peritonealen Adhäsionen" lässt sich allenfalls vage stellen. Sicher diagnostizieren lassen sich nach Studienlage Verwachsungen nur durch eine Operation bzw. Laparoskopie [15, 18, 25, 27, 40, 46]. Leidig und Krakamp [28] empfehlen, bei Laparoskopie in Lokalanästhesie durch Zug an Verwachsungssträngen mit Provokation der Beschwerden die schmerzauslösenden Adhäsionen selektiv zu identifizieren und anschließend zu durchtrennen.

In den letzten Jahren sind neue Ansätze in der Diagnostik intestinaler und peritonealer Adhäsionen entwickelt worden. Für diese Diagnostik peritonealer Bauchwand-Adhäsionen wird der Einsatz des so genannten Adhäsionsultraschalls (AUT) bzw. der Verwachsungssonographie postuliert, für die Diagnositik intestinaler und pelviner Adhäsionen der Einsatz der cine-MRT [26].

3. ZIELSETZUNG

In den letzten Jahren sind mehrere Arbeiten publiziert worden, die unter anderem die Einführung und die diagnostische Aussagekraft der Verwachsungssonographie zum Inhalt hatten. Letztere wird anhand kleinerer Patientenzahlen oder begrenzt auf einzelne Regionen des Abdomens (meist umbilikal) in den verschiedenen Studien unterschiedlich bewertet.

Ziel dieser Arbeit ist es, in einer prospektiven Untersuchung aufzuzeigen, dass Verwachsungen zur Bauchdecke durch die Sonographie sicher diagnostiziert, lokalisiert und nach Schweregraden klassifiziert werden können.

4. PATIENTEN UND METHODEN

4.1. Studienaufbau

Von 1994 bis 2006 wurden in der Universitätsklinik Großhadern der Ludwig-Maximilians-Universität München insgesamt 185 Patienten, bei denen eine offene oder laparoskopische abdominelle Operation indiziert war, präoperativ sonographisch untersucht. Ziel der Sonographie war es, Verwachsungen zwischen der Bauchdecke und abdominellen Binnenstrukturen zu erkennen und sowohl Ausmaß als auch Lokalisation zu diagnostizieren. Intraoperativ wurden anschließend Verwachsungslokalisation und –grad verifiziert und dokumentiert.

Von den 185 untersuchten und operierten Patienten waren 125 Frauen und 60 Männer. Der jüngste untersuchte Patient war 17, der älteste 88 Jahre alt. Der Altersdurchschnitt lag bei 54,3 ± 14,2 Jahren (Tab. 4.1.1).

Tabelle 4.1.1: Patientenkollektiv

	Anzahl der Patienten (% von n = 185)
Total (n)	185
Frauen (n)	125 (67 6%)
Männer (n)	60 (32,4%)
Alter w ± Stbw (Jahre)	54,3 ± 14,2
$x_{min} \leq x \leq x_{max}$ (Jahre)	$17 \leq x \leq 88$

Die Anamnese wies bei 14 der 185 Patienten keine Voroperationen auf, bei 66 Patienten eine, bei 37 zwei und bei 62 multiple Voroperationen. Bei vier Patienten ließ sich die Vorgeschichte nicht eruieren. Bei 25 Patienten wurden in der Vorgeschichte bereits eine oder mehrere Adhäsiolysen durchgeführt (Tab. 4.1.2).

Tabelle 4.1.2: Vorgeschichte der Patienten (n = 185)

Anamnese	m = Anzahl der Patienten (% von n = 185)	Adhäsiolyse (% von m)
Keine Voroperation	14 (7,6%)	-
Eine Voroperation	66 (35,7%)	1 (1,5%)
Zwei Voroperationen	37 (20%)	3 (8,1%)
Multiple Voroperationen	62 (33,5%)	21 (33,9%)
Vorgeschichte nicht bekannt	4 (2,2%)	-

Die Adhäsionssonographie wurde präoperativ im Mittel 16,6 Tage (Spanne: 0 bis 246 Tage) vor der Operation von jeweils einem erfahrenen Sonographen aus einer Gruppe von insgesamt fünf beteiligten Chirurgen durchgeführt und die Ergebnisse wurden dokumentiert. Die nachfolgende offene oder laparoskopische Operation wurde von verschiedenen Chirurgen ausgeführt. Es war nicht zwingend ein Chirurg aus der beschriebenen Fünfergruppe beteiligt, niemals aber der, der die Sonographie durchgeführt hatte. Intraoperativ wurde das Vorhandensein von Adhäsionen zur Bauchdecke sorgfältig überprüft. Ausmaß und Lokalisation der gefundenen Verwachsungen wurde gemäß der unter Punkt 4.3. vorgestellten Klassifikation dokumentiert.

4.2. Adhäsionssonographie

Das Abdomen des nicht speziell vorbereiteten Patienten wurde in Rückenlage mit einem Linearschallkopf der Sendefrequenz 5-7,5 MHz bei normaler und maximal forcierter Atmung untersucht. Um die Verschieblichkeit der Intraabdominalorgane exakt erfassen zu können, mussten die Patienten nach Aufforderung langsam über das Zwerchfell unter Vermeidung der Atemhilfsmuskulatur maximal einatmen. Die richtige Atemtechnik wurde vor Beginn der Messungen mit den Patienten geübt.

Insgesamt wurden 10 longitudinale Schnitte in der 9-Felder-Technik beurteilt, dabei lagen je drei Untersuchungsfelder im Ober-, Mittel- und Unterbauch sowie in den beiden Medio-Klavikular-Linien und der medialen Sagittallinie. Die 10 Schnitte kamen dadurch zustande, dass im Mittelbauch der mittlere Schnitt sowohl links als auch rechts paraumbilikal angesetzt wurde.

Abbildung 4.2: Untersuchungspunkte der Adhäsionssonographie (9 – (10) – Felder-Technik)

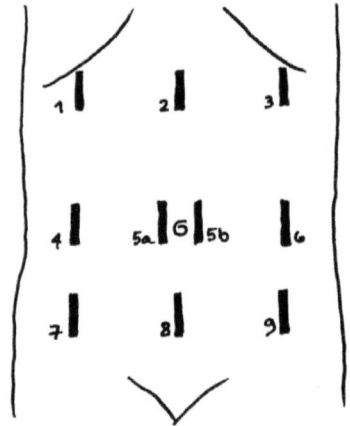

Um die Schnitte bei allen Patienten vergleichbar beurteilen zu können, wurden folgende Leitstrukturen festgelegt:

Im Oberbauch wurde der Schallkopf bilateral subkostal in der Medio-Klavikular-Linie angesetzt, der mediane Sagittalschitt auf gleicher Höhe. Für den rechten Subkostalschnitt und den medianen Sagittalschnitt diente der Leberunterrand, der bei maximaler Exspiration am kranialen Bildrand gerade noch zu sehen war, als Leitstruktur. Zur Orientierung dienten weiterhin rechts das Ligamentum teres hebpatis und in der Mitte die Magenkokarde und das Colon transversum. Da im linken Subkostalschnitt die Leber als kraniale Randstruktur in der Regel nicht mehr verfügbar war, wurde dieser so angesetzt, dass auf einer Höhe, die in etwa mit der Höhe des rechten Subkostalschnitts übereinstimmte, eine Darmschlinge kranial gerade noch angeschnitten wurde.

Im Mittelbauch diente der Bauchnabel als Leitstruktur. Die Schnitte wurden auf seiner Höhe angesetzt und so gewählt, dass bei maximaler Exspiration eine Darmschlinge oder zumindest deren Gasreflexe als kraniale Randstruktur zu erkennen waren.

Im Unterbauch wurden die Schnitte auf halber Strecke zwischen Nabel und Symphyse angesetzt, ebenfalls mit einer angeschnittenen Darmschlinge als kraniale Begrenzung bei maximaler Exspiration.

In einem ersten Schritt wurde nun in jedem der beschriebenen Schnitte bei flacher Atmung die Darmperistaltik als fehlend, gering, mäßig oder lebhaft beurteilt. Daraufhin wurde im zweiten Schritt für jeden Schnitt das Zielkriterium, die kraniokaudale Verschieblichkeit von Netz und Darm, gegebenenfalls auch von Leber, Magen und Harnblase, gegenüber der Bauchdecke, sonometrisch ermittelt, wobei zur Fixierung des Schallkopfs die untersuchende Hand mit dem abgespreizten kleinen Finger auf der Bauchdecke aufgestützt wurde.

Die Grenze zwischen Bauchdecke und Abdomen konnte eindeutig durch eine zarte, echoreiche, an den Atemexkursionen nicht beteiligte Grenzschicht identifiziert werden. Für jeden Schnitt wurden drei Messungen durchgeführt und der Mittelwert dieser drei gemessenen Werte wurde als jeweiliges Ergebnis dokumentiert.

4.3. Einschränkung der kranio-kaudalen Verschieblichkeit

Für die vorliegende Studie wurden drei Schweregrade der eingeschränkten kraniokaudalen Verschieblichkeit der Bauchorgane gegenüber der Bauchdecke definiert. Da die Verschieblichkeit der Organe im Ober- und Mittelbauch prinzipiell größer ist, ist hier eine unbeschränkte Verschieblichkeit ab einer Bewegung der Organe um mehr als 4cm gegeben. Im Unterbauch, auf halber Höhe zwischen Nabel und Symphyse, wird eine unbeschränkte Verschieblichkeit bereits ab einer möglichen kranio-kaudalen Bewegung von mehr als 3cm erreicht (Tab. 4.3.1). Die Lage der Messpunkte im Unterbauch muss deshalb in etwa auf der Hälfte zwischen Nabel und Symphyse gewählt werden, weil bei tieferen Untersuchungspunkten die Verschieblichkeit auch ohne vorliegende Adhäsionen eingeschränkt ist.

Tabelle 4.3.1: Klassifikation der Adhäsionen gemäß der kranio-kaudalen Verschieblichkeit der Bauchorgane gegenüber der Bauchdecke

Sonographischer Adhäsionsgrad	Kranio-kaudale Verschieblichkeit	
	Ober- und Mittelbauch	Unterbauch
0 frei	$\geq 4cm$	$\geq 3cm$
I geringgradig	$3 < x < 4cm$	$2 < x < 3cm$
II mittelgradig	$1,5 < x < 3cm$	$1 < x < 2cm$
III hochgradig	$0 < x < 1,5cm$	$0 < x < 1cm$

Sobald die kranio-kaudale Verschieblichkeit der Organe weniger als 4cm im Ober- und Mittelbauch bzw. 3cm im Unterbauch beträgt, wird definitionsgemäß das Vorhandensein von Adhäsionen zur Bauchdecke angenommen (Tab. 4.3.1). Im Ober- und Mittelbauch liegen sonographisch geringgradige Adhäsionen vor, wenn die mögliche Verschieblichkeit zwischen 3cm und 4cm beträgt, im Unterbauch bei einer eingeschränkten Verschieblichkeit von 2cm bis 3cm. Im Ober- und Mittelbauch erlauben mittelgradige Adhäsionen eine Verschieblichkeit der Organe von 1,5cm bis 3cm, im Unterbauch von 1cm bis 2cm. Als hochgradig schließlich werden Adhäsionen beschrieben, die nur eine Verschieblichkeit der Organe von 0cm bis 1,5cm im Ober- und Mittelbauch, und von 0cm bis 1cm im Unterbauch zulassen (Tab. 4.3.1).

Abbildung 4.3: a/b) reguläre kranio-kaudale Verschieblichkeit, keine Adhäsionen;
c) Adhäsion Grad 1; d) Adhäsion Grad 2;
e) Adhäsion Grad 1, Omentum majus

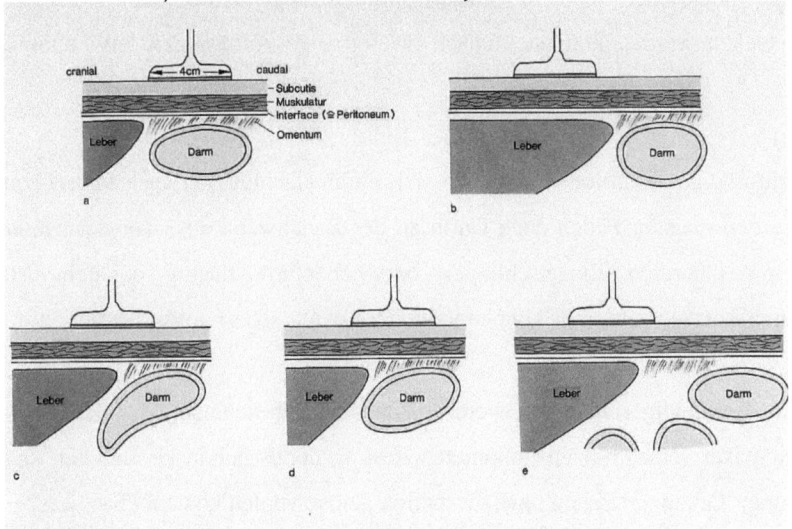

Intraoperativ wurde das Vorhandensein von Adhäsionen zur Bauchdecke überprüft und die Lokalisation der gefundenen Adhäsionen mithilfe der beschriebenen 9 Felder dokumentiert. Die Klassifikation in vier verschiedene Schweregrade folgte der klinischen Einteilung der Adhäsionen nach Zühlke [52]:

Klinisch erstgradige Adhäsionen sind meist nur durch Netz bedingt, das mit Einzelfäden oder mäßig gitterförmig an der Bauchdecke fixiert ist. Wenn in seltenen Fällen auch Darm adhärent ist, handelt es sich um punktförmige umschriebene Verwachsungen. Sowohl Netz als auch Darm können in jedem Fall stumpf von der Bauchdecke gelöst werden.

Auch bei klinisch zweitgradigen Adhäsionen zur Bauchdecke kann es sein, dass es sich nur um Netzadhäsionen handelt, die dann stark cribriform oder mäßig flächig ausgebildet sind. Falls sich zusätzlich Verwachsungen zwischen Darm und Netz entwickelt haben, dann ist die Verschieblichkeit des Darms passiv eingeschränkt. Ist

Darm direkt an der Bauchdecke adhärent, so handelt es sich in der Regel um multiple punktförmige oder aber schon lokalisiert strangförmige Adhäsionen einzelner Schlingen. Gelöst werden können klinisch zweitgradige Adhäsionen teils stumpf, teils scharf.

Klinisch drittgradige Adhäsionen zeichnen sich durch flächige Verwachsungen von Netz und in den meisten Fällen auch Darm an der Bauchwand aus, wobei letzterer entweder mit mehreren Einzelschlingen oder ebenfalls flächig adhärent ist. Adhäsionen dieses Schweregrads können intraoperativ nur scharf gelöst werden.

Als klinisch viertgradig schließlich werden Adhäsionen bezeichnet, die flächig zu einem Organpaket verschmolzen imponieren, fest an der Bauchdecke anhaften und nur scharf unter Organverletzung bzw. –resektion gelöst werden können (Tab. 4.3.2).

Tabelle 4.3.2: Klinische Einteilung der Adhäsionen nach Zühlke [52]

Klinischer Adhäsionsgrad	Intraoperativer Befund und stadiengerechte Adhäsiolyse
I	Filiforme Stränge sowie lockere dünnschichtige Verwachsungen ➢ stumpfes Lösen
II	Beginnende Vaskularisation, filiforme und breite Stränge ➢ stumpfes, teils scharfes Lösen
III	Breite Stränge und flächige Verwachsungen ➢ scharfes Lösen
IV	Flächige, zu einem Organpaket verschmolzene Verwachsungen ➢ scharfes Lösen unter Organverletzung bzw. –resektion

Durch die Adhäsionssonographie kann nicht zwischen nicht vorhandenen Adhäsionen und klinisch erstgradigen Adhäsionen differenziert werden, da die Verschieblichkeit der Bauchorgane durch klinisch erstgradige Adhäsionen nicht ausreichend beeinträchtigt wird. So entsprechen sonographisch ermittelte geringgradige Adhäsionen klinisch den zweitgradigen, sonographisch festgestellte mittelgradige Verwachsungen zur Bauchdecke werden klinisch als drittgradig eingestuft, und hochgradige Adhäsionen im Ultraschall entsprechen viertgradigen Adhäsionen im intraoperativen Situs (Tab. 4.3.3).

4. Patienten und Methoden

Tabelle 4.3.3: Korrelation der sonographischen und klinischen Klassifikationen der Bauchwand-Adhäsionen

Sonographischer Adhäsionsgrad	Kranio-kaudale Verschieblichkeit		Klinischer Adhäsionsgrad
	Ober- und Mittelbauch	Unterbauch	
0 frei	≥ 4cm	≥ 3cm	keine / filiform 0 / I
I geringgradig	3 < x < 4cm	2 < x < 3cm	strangartig II
II mittelgradig	1,5 < x < 3cm	1 < x < 2cm	flächig III
III hochgradig	0 < x < 1,5cm	0 < x < 1cm	verlötet IV

4.4. Datenanalyse

Die durch Adhäsionssonographie und Operation gewonnenen Patienten-Daten wurden folgendermaßen ausgewertet:

In einem ersten Schritt wurde untersucht, ob beim sonographischen Nachweis von Adhäsionen, egal welchen Grades und welcher Lokalisation, intraoperativ ebenfalls Verwachsungen zur Bauchdecke nachgewiesen werden können, ebenfalls ohne Berücksichtigung des festgestellten Schweregrads und der Lokalisation.

Eine derartige Analyse zeigt zwar auf, ob Adhäsionen durch den Adhäsionsultraschall sicher diagnostiziert werden können, lässt jedoch keine Aussage über die Validität der Sonographie hinsichtlich Schweregrad und Lokalisation der korrelierten Adhäsionen zu.

Deshalb wurde in einer weiteren Analyse der höchste in der Adhäsionssonographie diagnostizierte Schweregrad mit dem höchsten intraoperativ festgestellten klinischen Grad der gefundenen Adhäsionen korreliert, wobei die Lokalisation der Verwachsungen, sowohl die sonographische als auch die klinische, nicht berücksichtigt wurden. Es wurde festgehalten, bei welcher Anzahl an Patienten der Schweregrad korrekt diagnostiziert wurde und bei wie vielen er im Ultraschall falsch niedrig bzw. falsch hoch erschien.

4. Patienten und Methoden

Um das Ergebnis weiter zu verfeinern, wurde in einem nächsten Schritt untersucht, ob die Lokalisation der Adhäsionen im Ultraschall richtig erkannt wurde. Dabei wurde eine mehrstufige Analyse gewählt, in der beurteilt wurde, ob die Lokalisation der intraoperativ vorgefundenen Adhäsionen in der Adhäsionssonographie vollständig richtig erkannt, benachbart erkannt oder nicht erkannt worden war. Festgehalten wurde auch, ob der Befund der Sonographie insgesamt falsch negativ, falsch positiv oder richtig negativ war.

Daraufhin wurde untersucht, ob sich die Lokalisation von Adhäsionen im Ober-, Mittel- oder Unterbauch auf die Sicherheit der Diagnose durch den Ultraschall auswirkt. Für jeden der drei Bereiche wurde analysiert, ob die Lokalisation sonographisch erkannt, benachbart erkannt oder nicht erkannt bzw. falsch positiv war, und ob der Schweregrad korrekt diagnostiziert oder falsch niedrig bzw. falsch hoch gemessen wurde.

Als abschließende Analyse wurde für jedes der 9 Untersuchungsfelder einzeln geprüft, ob und inwieweit die in der Adhäsionssonographie diagnostizierte Lokalisation und der Schweregrad mit dem klinische Bild übereinstimmen.

4.5. Statistische Auswertung anhand der Vier-Felder-Tafel

Die Bewertung der Adhäsionssonographie im Vergleich zum intraoperativen Befund als Gold- Standard wurde anhand der Kontingenztafel (4-Felder-Tafel) vorgenommen (Tab. 4.5.1). Sensitivitäten, Spezifitäten, Gesamtgenauigkeiten, positive und negative Vorhersagewerte wurden errechnet und angegeben.

4. Patienten und Methoden

Tabelle 4.5.1: Vier-Felder-Tafel, Statistische Analyse und Vergleich des AUT mit den intraoperativen Befunden

		Intraoperativer Befund		
		Adhäsionen ja	Adhäsionen nein	Summe
AUT	Adhäsionen ja	a (richtig positiv)	b (falsch positiv)	C (a+b; alle positiven AUT Befunde)
	Adhäsionen nein	c (falsch negativ)	d (richtig negativ)	D (c+d; alle negativen AUT Befunde)
		A (a+c; alle Kranken)	B (b+d; alle Gesunden)	N (a+b+c+d; Gesamtkollektiv)

E = a + d (Summe aller sonographisch richtig erfassten Befunde)

Prävalenz = A / N x 100%
(Häufigkeit einer Erkrankung im Gesamtkollektiv)

Gesamtgenauigkeit = E / N x 100%
(Summe richtiger Befunde im Gesamtkollektiv)

Sensitivität = a / A x 100%
(Anteil richtig positiver Befunde bei allen Kranken)

Spezifität = d / B x 100%
(Anteil richtig negativer Befunde bei allen Gesunden)

Positiver Vorhersagewert pV+ = a / C x 100%
(Anteil richtig pos. Befunde aller pos. Befunde)

Negativer Vorhersagewert pV- = d / D x 100%
(Anteil richtig neg. Befunde aller neg. Befunde)

5. ERGEBNISSE

Im Rahmen dieser prospektiven Studie wurden 185 Patienten sonographisch und intraoperativ auf das Vorhandensein von abdominellen Adhäsionen untersucht.

Eine laparoskopische Operation wurde bei 109 Patienten durchgeführt. Bei 40 Patienten aus dieser Gruppe wurden intraoperativ keine Verwachsungen gefunden, bei 5 Patienten lagen klinisch erstgradige Verwachsungen vor, bei 37 Patienten wurden zweitgradige Verwachsungen zur Bauchdecke gefunden, bei 26 Patienten waren drittgradige Verwachsungen vorhanden und bei einem Patienten viertgradige.

62 Patienten wurden laparotomiert. Bei 6 Patienten dieser Gruppe konnten klinisch keine Verwachsungen zur Bauchdecke gefunden werden, bei einem Patienten lagen klinisch erstgradige Verwachsungen vor, bei 17 Patienten wurden zweitgradige Adhäsionen gefunden, bei 34 Patienten drittgradige und bei 4 Patienten waren klinisch viertgradige Verwachsungen zur Bauchdecke vorhanden.

Bei 14 Patienten wurde mit einer laparoskopischen Operation begonnen, während der Operation wurde die Indikation zur Konversion gestellt und die Operation offen fortgeführt. Zwei dieser 14 Patienten hatten keine klinischen Verwachsungen zur Bauchdecke, bei 5 Patienten wurden intraoperativ zweitgradige Verwachsungen gefunden und bei 7 Patienten drittgradige.

5.1. Verwachsungen vorhanden: Vergleich Sonographie – intraoperativer Befund

Die erste Analyse lässt sowohl die Lokalisation der klinisch und sonographisch gefundenen Adhäsionen, als auch ihren diagnostizierten Schweregrad außer Acht, sie vergleicht, in wie vielen Fällen bei positivem Befund im Adhäsionsultraschall intraoperativ ebenfalls Adhäsionen gefunden werden konnten, bzw. bei negativem

Befund klinisch tatsächlich keine Verwachsungen zur Bauchdecke festgestellt wurden.

Bei 134 der insgesamt 185 Patienten wurde während der Operation klinisch das Vorhandensein von Adhäsionen festgestellt. Präoperativ waren bei 123 dieser 134 Patienten durch den Adhäsionsultraschall Verwachsungen zur Bauchdecke diagnostiziert worden, bei den fehlenden 11 stellte sich das Ergebnis der Sonographie als falsch negativ heraus.

Bei 51 Patienten lagen klinisch keine Adhäsionen vor, was bei 26 von ihnen im Ultraschall richtig erkannt worden war. Bei 25 Patienten allerdings wurden präoperativ Adhäsionen im Ultraschall diagnostiziert, deren Vorhandensein sich klinisch nicht bestätigen ließ. Bei 16 von den 25 Patienten waren im Ultraschall geringgradige und bei den übrigen 9 mittelgradige Adhäsionen diagnostiziert worden (Tab. 5.1.1).

Tabelle 5.1.1: Korrelation von sonographisch diagnostizierten und klinisch verifizierten Adhäsionen

		Adhäsionen klinisch verifiziert		
		Ja	Nein	Summe
Adhäsionen im AUT diagnostiziert	Ja	123	25	148
	Nein	11	26	37
	Summe	134	51	185

Für diese erste Auswertung beträgt die ermittelte Sensitivität der Adhäsionssonographie 92% und die Spezifität 51%. Das bedeutet, dass aus einer Gruppe von 100 Patienten mit klinischen Adhäsionen diese bei 92 durch den Adhäsionsultraschall tatsächlich diagnostiziert werden, bei 100 Patienten ohne klinische Adhäsionen aber lediglich 51 einen richtig negativen Befund in der Adhäsionssonographie aufweisen.

Der positive Vorhersagewert errechnet sich als 83% und der negative Vorhersagewert beträgt 70%. Somit hatten 83% aller Patienten, die präoperativ einen positiven Adhäsionsultraschall aufwiesen, tatsächlich Adhäsionen, und bei 70% der Patienten mit negativem Adhäsionsbefund konnten im Ultraschall auch intraoperativ keine Verwachsungen zur Bauchdecke gefunden werden.

5.2. Höchster Verwachsungsgrad: Vergleich Sonographie – intraoperativer Befund

In der zweiten Analyse wurde untersucht, in wie vielen Fällen der höchste sonographisch festgestellte Schweregrad mit dem höchsten intraoperativ vorgefundenen Schweregrad übereinstimmte und wie oft der Schweregrad im Adhäsionsultraschall falsch niedrig oder falsch hoch erschien. Die Lokalisation des höchsten Schweregrads innerhalb der 9-Felder wurde in dieser Auswertung nicht berücksichtigt.

Aus der Gruppe der 134 Patienten mit intraoperativ verifizierten Adhäsionen stimmte bei 81 der präoperativ sonographisch diagnostizierte Schweregrad mit dem klinisch festgestellten überein. Bei 26 Patienten wurde das Fehlen von Verwachsungen im Ultraschall richtig erkannt. Insgesamt wurden jedoch bei 51 Patienten intraoperativ keine Adhäsionen zur Bauchdecke gefunden. Bei 16 Patienten war der Ultraschallbefund hinsichtlich des Schweregrads falsch niedrig, einschließlich 11 Patienten, bei denen sonographisch keine Adhäsionen gefunden wurden, die intraoperativ aber Adhäsionen aufwiesen. Bei 11 der 16 sonographisch falsch niedrig diagnostizierten Patienten war der in der Operation gefundene Schweregrad um eine Stufe höher, nur bei 5 Patienten variierten der sonographische und klinische Schweregrad um zwei Stufen. Bei 62 Patienten war der höchste sonographisch festgestellte Schweregrad höher als der tatsächlich klinische, einschließlich 25 Patienten, bei denen sonographisch Adhäsionen diagnostiziert wurden, die sich intraoperativ nicht bestätigen ließen. Bei 32 der 62 im Ultraschall falsch hoch diagnostizierten Patienten lag der sonographisch festgestellte Schweregrad um eine

Stufe höher als der klinisch tatsächlich festgestellte Schweregrad, bei 30 Patienten variierten sonographischer und klinischer Schweregrad um mehr als eine Stufe (Tab. 5.2.1).

Tabelle 5.2.1: Auswertung des sonographisch und klinisch festgestellten Schweregrads

Grad im AUT richtig erkannt	81	43,8%
AUT falsch niedrig (davon falsch negative)	16 (11)	8,6%
AUT falsch hoch (davon falsch positive)	62 (25)	33,5%
Fehlen von Verwachsungen richtig erkannt	26	14,1%
nicht auswertbar	0	0,0%
Summe	185	100,0%

Insgesamt wurden im Ultraschall bei 37 Patienten keine Adhäsionen gefunden, bei 58 Patienten wurden innerhalb der 9 Felder geringgradige Adhäsionen gefunden, bei 65 waren mittelgradige Adhäsionen die höchsten im Ultraschall feststellbaren und bei 25 wurden hochgradige Adhäsionen diagnostiziert. Klinisch dagegen wurden bei 54 Patienten keine bzw. erstgradige Adhäsionen gefunden, bei 59 waren zweitgradige Verwachsungen zur Bauchdecke die höchstgradigsten, bei 67 drittgradige, und nur bei 5 Patienten wurden viertgradige Adhäsionen im Abdomen gefunden (Tab. 5.2.2).

Tabelle 5.2.2: Klinische und sonographische Einteilung nach Schweregraden

		OP				
		Grad 0/I	Grad II	Grad III	Grad IV	Summe
AUT	Grad 0	26	7	4	0	37
	Grad I	18	35	4	1	58
	Grad II	10	13	42	0	65
	Grad III	0	4	17	4	25
	Summe	54	59	67	5	185

Das Fehlen klinischer Adhäsionen bzw. klinisch erstgradige Adhäsionen wurden demnach in 48% der Fälle sonographisch richtig diagnostiziert. Klinisch zweitgradige Adhäsionen wurden sonographisch zu 59% richtig als geringgradige Adhäsionen erkannt, drittgradige Adhäsionen wurden in 63% der Fälle korrekt als mittelgradige sonographische Adhäsionen klassifiziert und viertgradige Adhäsionen wurden zu 80% im Ultraschall richtig als hochgradige Verwachsungen zur Bauchdecke beschrieben. Gesteht man der Sonographie eine Ungenauigkeit von einem Grad sowohl positiver als auch negativer Abweichung zu, so summieren sich die Zahlen zu

81% bei nicht vorhandenen bzw. erstgradigen klinischen Verwachsungen, zu 93% bei zweitgradigen, zu 94% bei drittgradigen und zu 80% bei klinisch viertgradigen Verwachsungen. Klinisch zweitgradige Verwachsungen wurden im Ultraschall in 12% der Fälle überhaupt nicht entdeckt, drittgradige Adhäsionen bei 6% der Patienten und bei viertgradigen Verwachsungen gab es keine falsch negativen Sonographie-Befunde (Tab. 5.2.3).

Tabelle 5.2.3: Korrelation von sonographisch diagnostizierten und klinisch verifizierten Adhäsionen nach Schweregraden

		OP			
		Grad 0/I	Grad II	Grad III	Grad IV
AUT	Genau richtig (%),	48%	59%	63%	80%
	±1 Grad (%)	81%	93%	94%	80%
	Verw. nicht erkannt		12%	6%	0%

5.3. Lokalisation der Adhäsionen: Vergleich Sonographie – intraoperativer Befund

Um die diagnostische Aussagekraft der Adhäsionssonographie hinsichtlich der Lokalisation von Adhäsionen zur Bauchwand auf ihre Güte zu überprüfen, wurden in der nächsten Analyse die in der Sonographie und während der Operation gefundenen Adhäsionen in Bezug auf die jeweils dokumentierte Lokalisation verglichen.

In 21 Fällen entsprach die präoperativ sonographisch diagnostizierte Lokalisation der Adhäsionen genau dem intraoperativ vorgefundenen *Situs*. In 76 Fällen wurden intraoperativ Adhäsionen vorgefunden, deren Lokalisation innerhalb der 9-Felder an das im Ultraschall diagnostizierte Feld angrenzte. Nur in 22 Fällen stimmte die durch den Adhäsionsultraschall festgestellte Lokalisation der Bauchwandadhäsionen nicht mit dem klinischen Befund überein, d.h. die gefundenen Adhäsionen waren entweder nicht angrenzend, weniger verteilt oder großflächiger verteilt als in der Sonographie diagnostiziert.

Ein falsch positiver Befund wurde durch die Adhäsionssonographie in 25 Fällen ermittelt, d.h. es wurden Adhäsionen im Ultraschall diagnostiziert, klinisch war der

Bauch aber frei, und ein falsch negativer bei 11 Patienten. Nicht auswertbar war für diese Analyse der Befund von vier Patienten, beispielsweise wurde aufgrund der jeweiligen Operation der Unterbauch nicht untersucht, oder der Patient wollte nur die Adhäsionen am *punctum maximum* seiner Schmerzen behandelt haben und evtl. vorhandene in anderen Feldern wurden nicht exploriert (Tab. 5.3.1).

Tabelle 5.3.1: Lokalisation der Verwachsungen im AUT verglichen mit dem klinischen Befund

Lokalisation erkannt	21	11,4%
AUT falsch negativ (klinisch Verwachsungen)	11	5,9%
AUT falsch positiv (klinisch keine Verwachsungen)	25	13,5%
Fehlen von Verwachsungen richtig erkannt	26	14,14%
Lokalisation benachbart	76	41,1%
Lokalisation stimmt nicht überein	22	11,9%
nicht auswertbar	4	2,2%
Summe	185	100,0%

5.4. Adhäsionen im Oberbauch, Mittelbauch und Unterbauch

In der folgenden Analyse wurden die Daten für die Lokalisation des Oberbauchs, des Mittelbauchs und des Unterbauchs ausgewertet.

Es gab 55 Patienten, die klinische Adhäsionen im Oberbauch (Feld 1 bis 3) aufwiesen und 127, deren Oberbauch verwachsungsfrei war. Aus der Gruppe der 55 Patienten wurden bei 44 auch in der Sonographie Adhäsionen im Oberbauch diagnostiziert und von den 127 Patienten ohne Verwachsungen wurden 100 sonographisch richtig negativ befundet. Falsch negativ war der Adhäsionsultraschall in 11 Fällen, falsch positiv in 27 und bei drei Patienten waren die Daten nicht auswertbar (Tab. 5.4.1).

Tabelle 5.4.1: Korrelation von sonographisch diagnostizierten und klinisch verifizierten Adhäsionen im Oberbauch

		Adhäsionen klinisch verifiziert		
		Ja	Nein	Summe
Adhäsionen im AUT diagnostiziert	Ja	44	27	71
	Nein	11	100	111
	Summe	55	127	182

Die Sensitivität des Adhäsionsultraschalls im Oberbauch beträgt damit 80%, die Spezifität 79%. Der positive Vorhersagewert liegt im Oberbauch bei 62% und der negative Vorhersagewert bei 90%.

Der höchste im Ultraschall für den Oberbauch diagnostizierte Schweregrad der Adhäsionen wurde bei 32 Patienten richtig erkannt, falsch niedrig war der Befund der Sonographie in 12 Fällen, falsch hoch bei 38 Patienten (Tab. 5.4.2).

Tabelle 5.4.2: Auswertung des sonographisch und klinisch festgestellten Schweregrads im Oberbauch

Grad im AUT richtig erkannt	32	17,3%
AUT falsch niedrig (davon falsch negative)	12 (11)	6,5%
AUT falsch hoch (davon falsch positive)	38 (27)	20,5%
Fehlen von Verwachsungen richtig erkannt	100	54,1%
nicht auswertbar	3	1,6%
Summe	185	100,0%

Im Mittelbauch (Feld 4 bis 6) wurden klinisch bei 82 Patienten Adhäsionen gefunden, 100 waren im Mittelbauch verwachsungsfrei, die Daten der fehlenden drei Patienten waren nicht auswertbar. Bei 61 der 82 Patienten wurden die klinischen Verwachsungen präoperativ in der Sonographie diagnostiziert, bei den restlichen 21 war der Befund des Adhäsionsultraschalls falsch negativ. Von den 100 Patienten ohne Verwachsungen wurde in der präoperativen Sonographie bei 62 von ihnen das Fehlen von Adhäsionen zur Bauchwand erkannt, bei den restlichen 38 wurde für den Mittelbauch ein falsch positiver sonographischer Befund erhoben (Tab. 5.4.3).

Tabelle 5.4.3: Korrelation von sonographisch diagnostizierten und klinisch verifizierten Adhäsionen im Mittelbauch

		Adhäsionen klinisch verifiziert		
		Ja	Nein	Summe
Adhäsionen im AUT diagnostiziert	Ja	61	38	99
	Nein	21	62	83
	Summe	82	100	182

Für den Mittelbauch liegen damit eine Sensitivität des Adhäsionsultraschalls von 74% und eine Spezifität von 62% vor. Der positive Vorhersagewert beträgt im Mittelbauch 62% und der negative Vorhersagewert liegt bei 75%.

Wie schon im Oberbauch wurde der höchste im Ultraschall festgestellte Schweregrad der Adhäsionen im Mittelbauch mit dem intraoperativ klinisch verifizierten Schweregrad verglichen. Bei 49 Patienten war der höchste Schweregrad im Mittelbauch sonographisch erkannt worden. Bei 28 Patienten lag ein falsch niedriger Befund vor, und bei 43 Patienten ein falsch hoher (Tab. 5.4.4).

Tabelle 5.4.4: Auswertung des sonographisch und klinisch festgestellten Schweregrads im Mittelbauch

Grad im AUT richtig erkannt	49	26,5%
AUT falsch niedrig (davon falsch negative)	28 (21)	15,1%
AUT falsch hoch (davon falsch positive)	43 (25)	23,2%
Fehlen von Verwachsungen richtig erkannt	62	33,5%
nicht auswertbar	3	1,6%
Summe	185	100,0%

Nach Analyse der Daten, die zum Unterbauch (Feld 7 bis 9) vorliegen, zeigte sich, dass bei 84 Patienten klinische Adhäsionen vorlagen, die bei 74 Patienten im Ultraschall diagnostiziert worden waren, bei den fehlenden 10 war der sonographische Befund falsch negativ. 90 Patienten waren im Unterbauch verwachsungsfrei, was bei 48 Patienten sonographisch richtig erkannt worden war, bei den übrigen 42 lagen falsch positive Ultraschallbefunde vor. Bei 11 Patienten waren die Datensätze im Unterbauch nicht auswertbar (Tab. 5.4.5).

Tabelle 5.4.5: Korrelation von sonographisch diagnostizierten und klinisch verifizierten Adhäsionen im Unterbauch

		Adhäsionen klinisch verifiziert		
		Ja	Nein	Summe
Adhäsionen im AUT diagnostiziert	Ja	74	42	116
	Nein	10	48	58
	Summe	84	90	174

Die Sensitivität der Adhäsionssonographie errechnet sich für den Unterbauch als 88% und die Spezifität als 53%. Der positive Vorhersagewert für die Felder 7 bis 9 beträgt 64% und der negative Vorhersagewert 83%.

In der Adhäsionssonographie des Unterbauchs wurde bei 66 Patienten der höchste Schweregrad der Verwachsungen richtig diagnostiziert, bei 16 Patienten lag ein falsch niedriger bzw. falsch negativer Befund vor und bei 44 Patienten war der sonographisch festgestellte höchste Verwachsungsgrad falsch hoch bzw. falsch positiv (Tab. 5.4.6).

Tabelle 5.4.6: Auswertung des sonographisch und klinisch festgestellten Schweregrads im Unterbauch

Grad im AUT richtig erkannt	66	35,7%
AUT falsch niedrig (davon falsch negative)	16 (10)	8,6%
AUT falsch hoch (davon falsch positive)	44 (42)	23,8%
Fehlen von Verwachsungen richtig erkannt	48	25,9%
nicht auswertbar	11	5,9%
Summe	185	100,0%

5.5. Adhäsionen in den zehn Untersuchungsfeldern

Die genaueste Auswertung erfolgte durch Analyse der für jedes einzelne der 10 beschriebenen Untersuchungsfelder erhobenen Daten. Bei Korrelation der im Ultraschall ermittelten Adhäsionsbefunde mit den intraoperativen Ergebnissen wurden über die gesamten 10 Felder gesehen für die Sensitivität Werte zwischen 33% und 82% erreicht, die Spezifität betrug zwischen 63% und 93%. Der positive Vorhersagewert lag zwischen 47% und 70% und der negative Vorhersagewert zwischen 78% und 92% (Tab. 5.5.1).

Entlang der medianen Längsachse des Körpers wurde im Ultraschall die höchste Sensitivität erreicht (Feld 2, 5, 5a und 8), die höchste Spezifität fand sich im Oberbauch (Feld 1 und 3) und im Mittelbauch (Feld 6). Die genauesten positiven Vorhersagewerte wurden in den Felder 1, 5 und 5a erreicht, die besten negativen Vorhersagewerte im Oberbauch (Feld 1 und 2) und im Unterbauch (Feld 8).

5. Ergebnisse

Tabelle 5.5.1: Korrelation von sonographisch diagnostizierten und klinisch verifizierten Adhäsionen für alle 10 Felder

	Feld 1	Feld 2	Feld 3	Feld 4	Feld 5	Feld 5a	Feld 6	Feld 7	Feld 8	Feld 9
Sensitivität	64%	78%	33%	51%	76%	75%	51%	70%	82%	55%
Spezifität	93%	79%	92%	83%	74%	76%	88%	64%	63%	77%
Pos. Vorhersagewert	70%	55%	50%	47%	63%	64%	60%	54%	51%	52%
Neg. Vorhersagewert	91%	92%	85%	85%	84%	85%	84%	78%	88%	79%
Gesamtgenauigkeit	87%	79%	80%	76%	75%	76%	78%	66%	69%	70%

Die Prävalenz klinischer Adhäsionen reichte in den einzelnen Feldern von 20% bis 38%, wobei sich die höchsten Werte um den Bauchnabel herum in den Feldern 5 und 5a und im Unterbauch in den Feldern 7 bis 9 fanden.

Die Gesamtgenauigkeit des Adhäsionsultraschalls, berechnet als Wert aus der Summe aller richtig positiven und negativen anteilig an der Gesamtzahl der Patienten, war im Oberbauch (Feld 1,2 und 3) am höchsten (Tab. 5.5.1 und 5.5.2).

Tabelle 5.5.2: Auswertung des sonographisch und klinisch festgestellten Schweregrads für alle 10 Felder – Teil 1

	Feld 1		Feld 2		Feld 3		Feld 4		Feld 5	
	n	%	n	%	n	%	n	%	n	%
Grad im AUS richtig erkannt	10	5,4	23	12,4	7	3,8	11	5,9	32	17,3
AUS falsch niedrig (davon falsch negative)	14 (13)	7,6	11 (10)	5,9	26 (24)	14,1	24 (20)	13,0	21 (16)	11,4
AUS falsch hoch (davon falsch positive)	22 (10)	11,9	40 (29)	21,6	15 (12)	8,1	30 (24)	16,2	43 (30)	23,2
Fehlen von Verwachs. richtig erkannt	135	73,0	109	58,9	134	72,4	116	62,7	85	45,9
nicht auswertbar	4	2,2	2	1,1	3	1,6	4	2,2	4	2,2
Summe	185	100	185	100	185	100	185	100	185	100

Tabelle 5.5.2: Auswertung des sonographisch und klinisch festgestellten Schweregrads für alle 10 Felder – Teil 2

	Feld 5a		Feld 6		Feld 7		Feld 8		Feld 9	
	n	%	n	%	n	%	n	%	n	%
Grad im AUS richtig erkannt	38	20,5	14	7,6	34	18,4	36	19,5	24	13,0
AUS falsch niedrig (davon falsch negative)	19 (16)	10,3	28 (23)	15,1	25 (20)	13,5	14 (10)	7,6	28 (25)	15,1
AUS falsch hoch (davon falsch positive)	36 (28)	19,5	21 (16)	11,4	46 (39)	24,9	49 (44)	26,5	30 (28)	16,2
Fehlen von Verwachs. richtig erkannt	88	47,6	118	63,8	69	37,3	76	41,1	92	49,7
nicht auswertbar	4	2,2	4	2,2	11	5,9	10	5,4	11	5,9
Summe	185	100	185	100	185	100	185	100	185	100

6. DISKUSSION

1987 wurde Ultraschall durch Marin et al. [31] zum ersten Mal angewandt, um das Vorhandensein von Adhäsionen zur Bauchwand präoperativ zu überprüfen. Nach der Anlage des Pneumoperitoneums, unmittelbar vor Einführung der Trokare in die Bauchhöhle, wurde bei 39 Patienten ein Ultraschall durchgeführt. Die sonographierte Luftkammer rief ein typisches Bild hervor, das sich bei Vorhandensein von Adhäsionen charakteristisch veränderte. Bei 33 Patienten konnten so Adhäsionen diagnostiziert werden, deren Vorhandensein in 31 Fällen laparoskopisch bestätigt werden konnte. Aufgrund der im Ultraschall diagnostizierten Lage der Adhäsionen konnte die Lokalisation der Trokare optimal an den Situs angepasst werden [31].

Durch Kodama et al. [20] wurde 1992 dann die kranio-kaudale und transversale Verschieblichkeit („viscera slide") der Bauchorgane gegenüber der Bauchdecke als ein mögliches Maß zur sonographischen Diagnose von Bauchwandadhäsionen beschrieben. Reduzierte kranio-kaudale Verschieblichkeit bei forcierter Atmung oder transversale Verschieblichkeit bei Kompression des Abdomens durch den Untersucher wurde als Bewegung der Organe um weniger als 1cm beschrieben. Normale Verschieblichkeit, und damit keine Adhäsionen wurde bei einer Beweglichkeit der Organe größer 3cm angenommen. Insgesamt wurden 42 Patienten untersucht, 24 davon hatten bereits Operationen oder Peritonitis in der Vorgeschichte. Von diesen 24 wurden 13 operiert, bei 6 davon mit normalem präoperativem Ultraschallbefund wurden auch intraoperativ keine Adhäsionen vorgefunden, bei den restlichen 7 mit reduzierter Beweglichkeit im präoperativen Ultraschall wurden intraoperativ Adhäsionen zur Bauchwand bestätigt.

In den folgenden Jahren wurden mehrere Studien veröffentlicht, die die diagnostische Aussagekraft des Adhäsionsultraschalls weiter untersuchten. Kolecki et al. [21] publizierten 1994 über 110 Patienten, die präoperativ sonographisch untersucht wurden. Das Abdomen wurde in 9 Felder eingeteilt, sonographisch untersucht und

6. Diskussion

das Vorhandensein von Adhäsionen intraoperativ überprüft und die Lokalisation dokumentiert. In 80% der Fälle konnten die sonographisch diagnostizierten Adhäsionen in genau demselben Segment intraoperativ bestätigt werden. Insgesamt betrug die Sensitivität des Adhäsionsultraschalls in dieser Studie 90%.

In der vorliegenden Studie wurden ohne Berücksichtigung der Lokalisation von diagnostizierten und tatsächlich gefundenen Verwachsungen bei 83% aller Patienten, bei denen präoperativ im Adhäsionsultraschall Verwachsungen zur Bauchdecke diagnostiziert wurden, auch intraoperativ Adhäsionen gefunden. Bei 70% der Patienten mit negativem Adhäsionsbefund im Ultraschall wurden auch intraoperativ keine Verwachsungen zur Bauchdecke gefunden, Sensitivität und Spezifität betragen 92% und 51%. Dass fast 50% der Sonographie Befunde in der vorliegenden Studie falsch positiv gewertet wurden, lässt sich möglicherweise durch eine schlechte Atemmechanik erklären, da zu wenig tiefes Einatmen durch eine geringere Verschiebung der Bauchorgane Verwachsungen vortäuschen könnte. Tatsächlich vorhandene Verwachsungen wurden jedoch mit einer Sensitivität von 92% erkannt, sodass bei geringerer Compliance der Patienten der positive Vorhersagewert möglicherweise aussagekräftiger sein kann als der negative.

Die genaue Lokalisation der Verwachsungen in den 9 im Abdomen festgelegten Feldern wurde bei 21 Patienten bzw. 11,4% sonographisch richtig diagnostiziert, bei 26 Patienten, bzw. 14,1% wurde das Fehlen von Verwachsungen im jeweiligen Feld im Adhäsionsultraschall richtig erkannt, was sich auf insgesamt 47 Patienten, bzw. 25,5% summiert, bei denen der Adhäsionsultraschall einen Befund lieferte, der genau mit dem intraoperativ vorgefundenen *Situs* übereinstimmte.

Bei 76 Patienten, bzw. 41,1% lagen die intraoperativ vorgefundenen Adhäsionen im Vergleich zu den präoperativ diagnostizierten Adhäsionen im Ultraschall vollständig oder teilweise in einem benachbarten Feld.

6. Diskussion

Lässt man die benachbarten Felder der intraoperativen Beurteilung zu, so summiert sich die Zahl der Patienten, bei denen die Lokalisation der im Ultraschall diagnostizierten Adhäsionen und der intraoperativ gefundenen übereinstimmen, auf 123 bzw. 66,6%.

Die ganz genaue Lokalisation der Verwachsungen war in dieser Studie also nur bei einem Viertel der Patienten korrekt möglich, wohingegen eine benachbarte Felder umfassende, etwas ungenauere Lokalisation in deutlich mehr Fällen übereinstimmend möglich war. Diese Ungenauigkeit lässt sich möglicherweise dadurch erklären, dass es intraoperativ oftmals nicht so einfach ist, die genaue Lokalisation der gefundenen Adhäsionen genauso exakt zu beschreiben, wie dies mit Hilfe der genau festgelegten Untersuchungspunkte für die Adhäsionssonographie möglich ist. So ist davon auszugehen, dass Adhäsionen, die sich vom linken Unterbauch bis knapp in den linken Mittelbauch ziehen, während der Operation nur als klinische Adhäsionen des linken Unterbauchs beschrieben werden.

Weiterhin kann es auch durch die teilweise unterschiedliche Lagerung der Patienten während der Operation zu Verschiebungen bzw. Verlagerungen der Bauchorgane kommen, wodurch möglicherweise die Lokalisation der gefundenen Adhäsionen klinisch nicht mit der präoperativ bestimmten Lokalisation übereinstimmt.

Der höchste sonographisch diagnostizierte Schweregrad der Adhäsionen zur Bauchwand wurde bei 81 Patienten bzw. 43,8% intraoperativ bestätigt. Summiert man diese Zahl mit der Anzahl der Patienten, bei denen das Fehlen von Verwachsungen sonographisch richtig erkannt worden war, so wurden bei insgesamt 107 Patienten bzw. 57,8% sonographisch Befunde erhoben, die hinsichtlich des Schweregrads der Adhäsion korrekt waren. Demgegenüber stehen 78 Patienten bzw. 42,1%, mit falsch positiven bzw. falsch negativen Befunden bzw. Befunden, bei denen der sonographisch ermittelte Schweregrad falsch hoch bzw. falsch niedrig war.

6. Diskussion

Diese Zahlen gelten für den Fall, dass die Lokalisation der Adhäsionen unberücksichtigt gelassen wird.

Betrachtet man die vorstehend genannten Zahlen etwas differenzierter, nämlich unterteilt nach Schweregrad der gefundenen Adhäsionen, so wird deutlich, dass sich die Aussagekraft der Adhäsionssonographie mit zunehmendem Schweregrad beträchtlich verbessert. So werden zweitgradige Adhäsionen bei 59% der Patienten richtig erkannt, drittgradige Adhäsionen zu 63% und viertgradige Adhäsionen sogar zu 80%. Lässt man eine Ungenauigkeit des Ultraschalls um ein Grad positive und negative Abweichung zu, so liegen diese Zahlen für zweitgradige Adhäsionen bei 93%, für drittgradige bei 94% und für viertgradige Verwachsungen bei 80%. Dieser im Vergleich zu zweit- und drittgradigen Adhäsionen niedrigere Wert liegt an den geringeren Fallzahlen, viertgradige Adhäsionen wurden intraoperativ nur bei insgesamt 5 Patienten gefunden, bei vier von ihnen wurden diese im Ultraschall richtig diagnostiziert. Lediglich bei 12% der Patienten wurden vorhandene zweitgradige Verwachsungen im Ultraschall nicht erkannt, drittgradige Verwachsungen wurden bei 6% der Patienten sonographisch nicht diagnostiziert und viertgradige Verwachsungen wurden in jedem Fall erkannt.

Mit steigender Relevanz der Verwachsungen durch einen höheren Verwachsungsgrad ist also bei Patienten, die aufgrund anderer Beschwerden operiert werden, präoperativ eine sehr viel bessere Operationsplanung möglich, da die Eingangsstelle der Veres-Nadel und des ersten Trokars an den Ultraschall-Befund angepasst werden kann und dadurch Verletzungen des Darms vermieden werden können.

Auch für die klinisch so schwer fassbaren Adhäsionsbeschwerden eröffnet sich so durch den Adhäsionsultraschall eine Möglichkeit der Objektivierung des klinischen Befundes ohne operatives Eingehen in die Bauchhöhle mit hoher diagnostischer Sicherheit.

6. Diskussion

Vergleicht man die Ergebnisse des Ober-, Mittel- und Unterbauchs miteinander, so ist die Sensitivität des Adhäsionsultraschalls in dieser Studie für den Unterbauch mit einem Wert von 88% am höchsten, die Spezifität erreicht im Oberbauch ihren höchsten Wert mit 79%. Der positive Vorhersagewert ist ebenfalls im Unterbauch am höchsten mit 64% und der negative Vorhersagewert wiederum im Oberbauch mit 90%. Die Werte des Mittelbauchs liegen zwischen 62% und 75%. Bildet man den Durchschnitt aus allen vier Werten für Ober-, Mittel- und Unterbauch, so ergibt sich ein Wert von 78% für den Oberbauch, ein Wert von 68% für den Mittelbauch und von 72% für den Unterbauch. Insgesamt also zeigt die Adhäsionssonographie für den Oberbauch etwas bessere Ergebnisse als für Mittel- und Unterbauch.

Diese Unterschiede in der Genauigkeit, mit welcher sich die Stärke der Verwachsungen in Abhängigkeit von der Lokalisation korrekt feststellen ließ, lassen sich möglicherweise dadurch erklären, dass die atembedingte Verschiebbarkeit der Organe durch die Entfernung zum Zwerchfell im Unterbach generell geringer ist als im Oberbauch und die Organe im Unterbauch durch die Begrenzung der Körperhöhle durch das Becken noch zusätzlich in ihrer Verschieblichkeit eingeschränkt sind. Unterschiede in der Verschiebbarkeit können folglich im Oberbauch generell leichter festgestellt werden als im Unterbauch. Das erklärt allerdings nicht, warum die Ergebnisse für den Mittelbauch vergleichbar mit denen des Unterbauchs sind und nicht näher an denen des Oberbauchs liegen bzw. warum die Ergebnisse des Unterbauchs besser sind als die des Mittelbauchs.

Die jeweiligen Ergebnisse für die 9 verschiedenen Felder variieren stark. Die besten Werte für Spezifität mit 93% und den positiven Vorhersagewert mit 70% werden im Feld 1 (Oberbauch rechts) erreicht, der beste Wert für den negativen Vorhersagewert wird mit 92% in Feld 2 (Oberbauch mitte) erreicht, der beste Wert für die Sensitivität wird mit 82% im Feld 8 (Unterbauch mitte) erreicht. Der schlechteste Wert für die Sensitivität liegt bei 33% im Feld 3 (Oberbauch links), die Spezifität ist mit 63% im Feld 8 (Unterbauch mitte) am schlechtesten, der positive Vorhersagewert ist im Feld

4 (Mittelbauch rechts) mit 47% am niedrigsten und der negative Vorhersagewert erreicht mit 78% im Feld 7 (Unterbauch rechts) seinen niedrigsten Wert.

Bei der Verteilung der besten und schlechtesten Werte für Sensitivität, Spezifität, positiven und negativen Vorhersagewert ist kein eindeutiger Trend erkennbar, im Gegenteil sind sie gestreut über Ober-, Mittel- und Unterbauch. Die guten Werte für die Felder 1 und 2 sind wohl dadurch bedingt, dass in diesen beiden Feldern hauptsächlich Leber lokalisiert ist und deren Verschieblichkeit bzw. vorhandene Verwachsungen besser zu beurteilen sind als bei Darm und mobilem Omentum. Allgemein lassen sich aber die Unterschiede in der Verteilung der besten und schlechtesten erzielten Werte auch hier möglicherweise dadurch erklären, dass die genaue Abgrenzung der einzelnen Felder, wie sie sonographisch durchführbar ist, intraoperativ nicht immer gewährleistet wird. Die Zugehörigkeiten der Adhäsionen zu genau einem Feld verschwimmen intraoperativ möglicherweise, Adhäsionen werden eher allgemein dem Unterbauch zugeordnet als ganz genau dem mittleren oder rechten Unterbauch. Dies wurde bereits in der oben beschriebenen Analyse deutlich, in der auch die klinisch benachbart dokumentierten Adhäsionen gewertet wurden und damit insgesamt eine deutlich höhere Trefferquote erreicht werden konnte. Möglicherweise also sind die im Ultraschall diagnostizierten und lokalisierten Adhäsionen durchaus als korrekt zu betrachten und eher die klinische Überprüfung als in ihrer Diagnose etwas ungenau einzustufen.

Vergleicht man die Ergebnisse der vorliegenden Studie mit Ergebnissen anderer Studien, so liegen die Werte für Sensitivität, Spezifität und positiven und negativen Vorhersagewert insgesamt in vergleichbaren Größenordnungen.

In der schon beschriebenen Studie von Kolecki et al. [21] von 1994, in der 110 Patienten untersucht wurden, lagen die Sensitivität bei 90% und die Spezifität bei 92%. Der Bauch wurde wie in der vorliegenden Studie in 9 Felder eingeteilt, deren Lage ungefähr vergleichbar ist mit der Einteilung der vorliegenden Studie.

Adhäsionen wurden angenommen, wenn die longitudinale Beweglichkeit der Organe bei normaler und forcierte Atmung weniger als 1cm betrug. Ein solcher Befund entspricht in der vorliegenden Studie hochgradigen Adhäsionen, das Vorhandensein von gering- und mittelgradigen Adhäsionen wurde also bei Kolecki nicht berücksichtigt. Wurde bei Patienten, bei denen präoperativ im Ultraschall Adhäsionen diagnostiziert worden waren, intraoperativ das Vorhandensein von Verwachsungen egal in welchem der 9 Felder bestätigt, so wurden diese als richtig positiv gewertet. In 80% der Fälle konnten die sonographisch diagnostizierten Adhäsionen in genau demselben Segment intraoperativ bestätigt werden. Der positive Vorhersagewert lag bei 90% und der negative bei 92%. Es gab jeweils 5 falsch positiv und 5 falsch negativ befundete Patienten, bei denen vor allem die unteren Segmente 7, 8 und 9 für die falschen Ergebnisse verantwortlich waren. Dies wurde damit erklärt, dass die Beweglichkeit der Organe durch die größere Entfernung vom Zwerchfell durch die Atmung im Unterbauch weniger stark ausgeprägt ist, als im Ober- und Mittelbauch und dies somit eher zu Fehlinterpretationen führen könnte.

Der Aufbau der Studie von Kolecki ist ähnlich wie der der vorliegenden, die Ergebnisse allerdings sind kaum vergleichbar, denn Kolecki et al. berücksichtigen mit einer Einschränkung der Beweglichkeit im Ultraschall auf unter 1cm nur hochgradige Adhäsionen und die gefundenen klinischen Verwachsungen werden gar nicht klassifiziert. Fraglich ist deshalb, ab welchem klinischen Stadium Adhäsionen zur Bauchdecke als Verwachsungen gewertet wurden, möglicherweise sind auch intraoperativ nur höhergradige Adhäsionen ausgewertet worden.

Ein Wert lässt sich jedoch vergleichen, berücksichtigt man in der vorliegenden Studie ebenfalls nur die sonographisch hochgradigen Adhäsionen. Diese wurden in der vorliegenden Studie bei den 185 Patienten in 52 der je 10 Untersuchungsfelder gefunden. In 81% der Fälle (in 42 Feldern) wurden intraoperativ in genau demselben Feld ebenfalls Adhäsionen gefunden, in 19% der Felder ließen sich intraoperativ die sonographisch diagnostizierten Verwachsungen nicht bestätigen (Tab. 6.1). Dieser

Wert stimmt genau mit dem der Studie Koleckis überein, in der die sonographisch gefundenen Adhäsionen ebenfalls in 80% klinisch verifiziert werden konnten.

Tabelle 6.1: Sonographisch hochgradige Verwachsungen in der vorliegenden Studie

	AUT hochgradige Verw.	Klinisch Verw.	Klinisch keine Verw.
Feld 1	5	5	0
Feld 2	6	5	1
Feld 3	0	0	0
Feld 4	3	2	1
Feld 5	8	7	1
Feld 5a	7	6	1
Feld 6	2	2	0
Feld 7	9	7	2
Feld 8	9	6	3
Feld 9	3	2	1
Summe	52	42 (81%)	10 (19%)

In der vorliegenden Studie ist der Großteil der sonographisch diagnostizierten Adhäsionen als mittelgradig eingestuft worden und intraoperativ als klinisch drittgradige Adhäsionen richtig bestätigt worden. Derartige Adhäsionen mit einer Beweglichkeit der Bauchorgane von 1,5-3,0cm im Ober- und Mittelbauch und 1,0-2,0cm im Unterbauch sind bei Kolecki et al. nicht berücksichtig worden.

In einer Studie von Uberoi et al. [49] von 1995 wurden relativ schlechte Ergebnisse erzielt: die Sensitivität des Adhäsionsultraschalls bei forcierter Atmung betrug lediglich 20% und die Spezifität lag bei 76%. Zuerst wurde bei einer 15-köpfigen Kontrollgruppe ohne Operationen oder Entzündungen des Bauchraums in der Vorgeschichte die normale Beweglichkeit der Bauchorgane bei normaler Atmung, bei manueller Kompression und bei forcierter Atmung untersucht und als untere Grenze normaler Beweglichkeit festgelegt. Als Orientierung dienten Darmgas-Echos, die in ihrer Form und Größe gleich blieben und so als Hinweis für Darmschlingen gewertet wurden. Bei forcierter Atmung lag die Beweglichkeit der so identifizierten Darmschlingen für alle vier Quadranten, in die der Bauch eingeteilt wurde, bei über 3cm.

Im Anschluss daran wurde der Adhäsionsultraschall präoperativ bei 48 Patienten durchgeführt. Die Messungen mussten oft wiederholt werden, da die durch Atmung ausgelösten Gasbewegungen nicht einfach zu verfolgen waren.

Der Chirurg, der die anschließende Operation durchführte, kannte die Ergebnisse der Sonographie nicht. Er dokumentierte intraoperativ das Vorhandensein klinischer Adhäsionen, sowohl solcher, die stumpf gelöst werden konnten, als auch fibröser Verwachsungen. Bei 6 von 15 Patienten mit klinisch fibrösen Adhäsionen waren Verwachsungen sonographisch bei forcierter Atmung diagnostiziert worden, bei nur 3 Patienten von insgesamt 28 mit klinisch stumpf lösbaren Adhäsionen lag ein positiver Ultraschallbefund bei forcierter Atmung vor, eine genauere Aufschlüsselung der Ergebnisse ist leider nicht dokumentiert.

Die relativ schlechten Ergebnisse in der Studie von Uberoi et al. im Vergleich zu anderen Studien konnten die Autoren nicht erklären.

Durch den unterschiedlichen Aufbau ist die Studie von Uberoi et al. mit der vorliegenden Studie kaum vergleichbar. Eine Erklärung der relativ schlechten Ergebnisse könnte möglicherweise in der angewandten Technik des Adhäsionsultraschalls liegen: die Bewegungen wurden zwar ebenfalls mit longitudinalem Schallkopf gemessen, eine eindeutig erkennbare Grenze zwischen Bauchdecke und Abdomen wie in der vorliegenden Studie beschrieben, wurde aber nicht dokumentiert, und die Bewegung des Darms wurde allein anhand von Darmgasechos, die in ihrer Form und Größe gleich blieben, verfolgt und bewertet, was die Autoren als schwierig beschreiben. Dieser Umstand hat möglicherweise die diagnostische Aussagefähigkeit des Adhäsionsultraschalls in dieser Studie beeinträchtigt.

Auch die Studie von Painvain [36] von 1995 ist mit der vorliegenden nur bedingt vergleichbar. Es wurden insgesamt 69 Patienten präoperativ und intraoperativ in vier

6. Diskussion

Quadranten auf das Vorhandensein von Adhäsionen untersucht. Bei 58 der Patienten konnte der sonographische Befund festgestellter Adhäsionen intraoperativ bestätigt werden. Allerdings wird abgesehen von normaler, eingeschränkter und nicht vorhandener Beweglichkeit der Bauchorgane im Ultraschall keine quantitative Einteilung der Beweglichkeit vorgenommen und auch die intraoperativ vorgefunden Adhäsionen werden nicht klassifiziert. Inwieweit die klinischen Adhäsionen mit den sonographisch diagnostizierten in der Lokalisation übereinstimmten, findet ebenfalls keine Erwähnung. Das verringert die Aussagekraft dieser Studie leider erheblich.

Borzellino et al. [1] beschrieben 1998 in ihrer Studie mit 130 Patienten eine Sensitivität von 100% und eine Spezifität von nur 31,8%. Sie untersuchten zwei Zeichen: Zuerst die Beweglichkeit der Bauchorgane direkt an der Bauchwand und etwas tiefer gelegen, wobei ein positiver Befund, d.h. das Vorhandensein von Adhäsionen, angenommen wurde, wenn mindestens in einer Ebene keine Beweglichkeit der Bauchorgane vorlag. Als zweites Zeichen untersuchten sie das so genannte peritoparietale Reflektionsband. Ihrer Annahme nach wird es durch das Vorhandensein von abdominellen Verwachsungen unterbrochen, was in der Studie als positiver Befund gewertet wird. Bei Vorhandensein von mindestens einem positiven Befund im Ultraschall wurde das Vorhandensein von Adhäsionen angenommen. Aufgeteilt wurde das Abdomen in 8 unterschiedliche, sich teils überschneidende Felder.

Adhäsionen wurden klinisch bei 108 Patienten bestätigt, bei 115 der untersuchten Patienten stimmten die sonographisch lokalisierten Adhäsionen richtig positiv bzw. negativ mit dem klinischen Befund überein, es gab keine falsch negativen, allerdings 15 falsch positive Befunde. Eine detailliertere Beschreibung der erhaltenen Ergebnisse liegt leider nur für die periumbilikale Region vor. Hier wurden bei 28 Patienten sonographisch Adhäsionen diagnostiziert, was bei 21 mit dem klinischen Befund übereinstimmte. Eine Erklärung für die geringe Spezifität geben die Autoren nicht, allerdings geben sie zu bedenken, dass falsch positiv im klinischen Alltag für die Platzierung der Veres-Nadel besser als falsch negativ zu bewerten sei.

Durch die Einführung eines zweiten beurteilten Zeichens, lediglich qualitative Beurteilung der Verschiebbarkeit der Bauchorgane und die unterschiedliche Einteilung der Felder ist diese Studie mit der vorliegenden nur bedingt vergleichbar. Auffällig ist jedoch, dass auch in der Studie von Borzellino eine im Vergleich zur Sensitivität deutlich geringere Spezifität vorliegt, d.h. in relativ vielen Fällen falsch positive Befunde vorliegen. Der noch niedrigere Wert bei Borzellino mag an der Beurteilung zweier Zeichen liegen und der Tatsache, dass bereits ein positives Zeichen für einen positiven Befund ausreichend ist. Eine Erklärung für dieses Ergebnis bleiben die Autoren jedoch schuldig.

Tu et al. [48] berichteten 2005 über ihre Studie an 60 Frauen, bei denen präoperativ periumbilikal sonographisch Adhäsionen diagnostiziert oder ausgeschlossen wurden. Der Befund wurde bei allen Patientinnen entweder laparoskopisch oder durch Laparotomie überprüft. In einem Radius von 4cm um den Nabel herum wurden vorhandene Adhäsionen vom Chirurgen als den Darm mit einbeziehend, dicht und vaskularisiert oder filiform beschrieben, was bei 7 der insgesamt 60 Patientinnen der Fall war. Die Autoren berechnen die Sensitivität, Spezifität und den positiven und negativen Vorhersagewert für drei verschiedene Grenzwerte der Bewegungseinschränkung (Tab. 6.2): für eine longitudinale Beweglichkeit der Bauchorgane bei forcierter Atmung von weniger als 0,8cm, von weniger als 1,0cm und von weniger als 1,5cm.

Tabelle 6.2: Ergebnisse der Studie Tu et al. von 2005

Grenzwert	Sensitivität	Spezifität	Positiver Vorhersagewert	Negativer Vorhersagewert
< 0,8 cm	57%	96%	67%	94%
< 1,0 cm	86%	91%	55%	98%
< 1,5 cm	86%	79%	35%	98%

Interessant ist, dass der positive Vorhersagewert für alle drei Grenzwerte relativ schlecht ausfällt, d.h. dass bei vielen Patientinnen gemessen an allen positiven Ultraschall-Befunden der Anteil der falsch positiven recht hoch liegt. In der vorliegenden Studie fällt die Spezifität mit 51% relativ gering aus, ebenfalls das Resultat von knapp der Hälfte falsch positiver Ultraschall-Befunde, hier allerdings gemessen an allen klinisch adhäsionsfreien Patienten.

Vergleicht man die Ergebnisse, die in der vorliegenden Studie für die Felder 5 und 5a gewonnen wurden, mit der Studie von Tu, so zeigt sich, dass mit Werten der Sensitivität von 76% bzw. 75%, der Spezifität von 74% bzw. 76%, einem positiven Vorhersagewert von 63% bzw. 64% und negativem Vorhersagewert von jeweils 64% die Ergebnisse der vorliegenden Studie schlechter ausfallen. Da die Grenzwerte der vorliegenden Studie anders gewählt wurden, ist eine Vergleichbarkeit allerdings nicht vollständig gegeben. Erklären ließen sich die unterschiedlichen Ergebnisse evtl. dadurch, dass es intraoperativ einfacher ist, das Vorhandensein von infraumbilikalen Verwachsungen in einem genau vorgegebenen Radius für ein einziges Feld zu überprüfen, als die vorhandenen Adhäsionen genau einem der 9 Untersuchungs-Felder zuzuteilen, in die das Abdomen für die vorliegende Studie unterteilt wurde. Bei dieser Aufteilung geschieht es, wie bereits oben ausgeführt, relativ leicht, dass gefundene Adhäsionen benachbarten Feldern zugeordnet werden, was die Ergebnisse für die einzelnen Felder beeinträchtigt.

Im Jahr 2006 wurden von Hsu et al. [17] Ergebnisse einer Studie veröffentlicht, an der 512 Patientinnen teilgenommen hatten. Bei den Patientinnen wurde einen Tag vor der geplanten Operation sonographisch untersucht, ob in der Region um den *Umbilicus* Darm an der Bauchwand adhärent war. Die Technik der Untersuchung orientierte sich an der in den Studien von Kolecki 1994 und Borzellino 1998 jeweils beschriebenen Vorgehensweise, die Patientinnen atmeten erst normal und dann forciert. Bei unkooperativen Patientinnen wurde die longitudinale Beweglichkeit der Bauchorgane durch manuelle Kompression überprüft. Die Beschreibung der angewendeten Technik und auch die Bedingungen, bei deren Vorhandensein Adhäsionen angenommen wurden, bleiben allerdings sehr vage.

Die 512 Patientinnen wurden in zwei Gruppen unterteilt, 332 Patientinnen ohne und 180 Patientinnen mit Voroperationen. Bei der Gruppe ohne Voroperationen wurden keine Darmadhäsionen periumbilikal gefunden, bei der Gruppe mit Voroperationen wurden bei zwei Patientinnen sonographisch periumbilikal Darmadhäsionen diagnostiziert, die sich klinisch bestätigen ließen. Bei 51 Patientinnen der Gruppe mit Voroperationen wurden intraoperativ Adhäsionen gefunden, bei 10 periumbilikale Netzadhäsionen und bei den übrigen 41 Netzadhäsionen zur vorderen Bauchwand und im Bereich des kleinen Beckens. Da die Autoren Netzadhäsionen sonographisch nicht diagnostizieren konnten, werteten sie die Ergebnisse ihrer Studie als 510 sonographisch richtig negativ und 2 richtig positiv erkannte Fälle von Darmadhäsionen im Bereich des *Umbilicus*. Die sonographischen Befunde verhinderten, dass durch die Einführung der Veres-Nadel Darm verletzt wurde.

Verglichen mit der sehr genauen Einteilung sowohl der 9 Felder als auch der exakten Messung der Beweglichkeit der Bauchorgane und der sich daraus ergebenden Schweregrade der Adhäsionen in der vorliegenden Studie, bleibt die Studie von Hsu et al. ungewiss und muss letztlich aufgrund der beschriebenen Ungenauigkeit als wenig aussagekräftig eingestuft werden. Die in der vorliegenden Studie beschriebenen Netz- und auch Darmadhäsionen werden durch Hsu et al. sonographisch nicht erkannt und differenziert.

Kothari et al. [22] berichten in einer ebenfalls im Jahr 2006 veröffentlichten Studie über ihre Ergebnisse an 50 übergewichtigen Patienten mit einem durchschnittlichen BMI von 48, die präoperativ sonographisch auf das Vorhandensein von Adhäsionen an 6 definierten möglichen Eingangspunkten der Trokare oberhalb des Nabels untersucht wurden. Auch in dieser Studie orientierte sich die Technik der Ultraschalluntersuchung an der durch Kolecki durchgeführten Studie. Bei forcierter

6. Diskussion

Atmung wurde die Beweglichkeit der Bauchorgane als frei, ungeordnet und nicht vorhanden klassifiziert, was entsprechend als keine Adhäsionen, Netzadhäsionen und Darmadhäsionen gedeutet wurde. Alle Ultraschalluntersuchungen wurden innerhalb eines Monats vor der Operation von einem Radiologen durchgeführt, die intraoperativ vorgefundenen Adhäsionen wurden ebenfalls nur von einem Chirurgen evaluiert, der die Ergebnisse der vorangegangenen Sonographie nicht kannte.

Eine Auswertung über alle 6 untersuchten Eingangspunkte ergab insgesamt eine Sensitivität von 77,8% und eine Spezifität von 97,9% für die sonographische Diagnose von Darmadhäsionen, für die sonographische Diagnose von Netzadhäsionen ergab sich eine Sensitivität von 42,5% und eine Spezifität von 89,9%. Als Erklärung, warum die Ergebnisse der Ultraschall-Untersuchung nicht (noch) besser sind, führen die Autoren den Umstand an, dass sich die durch den Radiologen für die sonographische Untersuchung festgelegten Trokar-Positionen durch die Lagerung des Patienten für die Operation und die Anlage des Pneumoperitoneums möglicherweise verschieben und so eine genau übereinstimmende Kontrolle der unter den untersuchten Eingangspunkten liegenden Adhäsionen nicht ganz genau möglich ist. Möglicherweise wird eine Position als klinisch frei beschrieben, obwohl ganz in der Nähe Adhäsionen zur Bauchdecke vorhanden sind, die im Ultraschall für diese Position diagnostiziert wurden.

In der hier vorliegenden Studie fallen die Ergebnisse der genauesten Auswertungen über die 10 Untersuchungsfelder für Sensitivität, Spezifität, positiven und negativen Vorhersagewert sehr unterschiedlich aus. Der Ansatz, die Ergebnisse zu erläutern, ist dem der vorstehenden Studie von Kothari sehr ähnlich. Durch eine möglicherweise unterschiedliche Lagerung bei sonographischer Untersuchung und Operation, durch Anlage des Pneumoperitoneums und durch die intraoperativ nicht mögliche exakt genaue Abgrenzung der verschiedenen Felder fallen die Ergebnisse eventuell schlechter aus. Für diese Erklärung spricht, dass die Ergebnisse der vorliegenden

Studie, wie oben beschrieben, besser werden, wenn man bei Lokalisation und Schweregrad eine Abweichung von einem Feld bzw. einem Grad zulässt.

Bei Kothari et al. werden Sensitivität und Spezifität nicht bezogen auf die 50 Patienten berechnet, sondern bezogen auf die 300 Untersuchungsergebnisse, die sich aus den jeweils 6 Eingangspunkten für die untersuchten 50 Patienten ergeben. Leider ist auch bei dieser Studie keine vollständige Vergleichbarkeit mit der vorliegenden gegeben, da bei Kothari et al. weder dieselben Felder bzw. Untersuchungspunkte evaluiert, noch die Verschiebbarkeit der Bauchorgane so genau angegeben werden wie in der vorliegenden Studie und außerdem eine Unterteilung in Schweregrade fehlt. Umgekehrt wird bei der vorliegenden Studie nicht zwischen Netz- und Darmadhäsionen unterschieden, sondern einfach für jeden Patienten die allgemeine Verschiebbarkeit der Bauchorgane in Zentimetern angegeben.

Bei Betrachtung der beschriebenen Studien fällt auf, dass die vorliegende Studie sowohl mit der genauen Messung der sonographischen Verschiebbarkeit der Bauchorgane und der daraus folgenden Zuordnung zu drei verschiedenen Schweregraden, als auch der klinischen Einteilung der vorhandenen Adhäsionen in vier verschiedene Schweregrade die genaueste und detaillierteste ist und mit dem Anspruch auf eine hohe Genauigkeit der Lokalisation und des Verwachsungsgrades vergleichbar gute und teils genauere Ergebnisse lieferte.

Die Einteilung des Abdomens in 9 Felder war im Rahmen der Studie äußerst sinnvoll, auch wenn möglicherweise die sonographische Zuordnung der diagnostizierten Adhäsionen genauer möglich war als die intraoperative Zuordnung der klinisch verifizierten Verwachsungen. Im klinischen Alltag wird der Adhäsionsultraschall in den meisten Fällen verwendet werden, um eine genaue Operationsplanung zu ermöglichen und bereits im Vorfeld die Möglichkeit der Durchführung einer laparoskopischen Operation zu prüfen. Die Durchführung eines Adhäsionsultraschalls ist für die Differenzierung zwischen möglicher Laparoskopie oder Laparotomie äußerst hilfreich. Unerlässlich aber ist sie für die Festsetzung oder Modifikation des primären Optiktrokars und den Eingangspunkt mit der Veres-Nadel, um die Gefahr einer Darmverletzung durch blindes Anlegen des Pneumoperitoneums und Eingehen in die Bauchhöhle zu minimieren. Auch hier ist es sinnvoll, die Einteilung des Abdomens in 9 Felder für die Sonographie beizubehalten, um genaue Angaben bezüglich vorhandener Adhäsionen machen zu können, damit die Eingangspunkte der Veres-Nadel und der Trokare entsprechend angepasst werden können. Die Ergebnisse haben gezeigt, dass die Anzahl der falsch negativen sonographischen Befunde gering ist, was die Eignung des Adhäsionsultraschalls für die beschriebenen Einsatzgebiete ebenfalls bestätigt.

Eine weitere Einsatzmöglichkeit des Adhäsionsultraschalls liegt in der Diagnostik von Verwachsungen bei Beschwerden, die keine andere erkennbare Ursache haben. Wie in der Einleitung beschrieben, ist im Moment eine Operation, sei es laparoskopisch oder offen, die einzige Möglichkeit, Verwachsungen als Ursache abdomineller Beschwerden sicher zu diagnostizieren. Die unzureichende Diagnostik wird durch die Ergebnisse der vorliegenden Studie, in der gezeigt wurde, dass durch die Adhäsionssonographie Adhäsionen zur Bauchdecke nichtinvasiv diagnostiziert werden können, entscheidend verbessert.

Zusammenfassend ist auch angesichts der sich stetig weiterentwickelnden und sich verbessernden Sonographietechnologie mit besserer Auflösung, „mehr Hertz" und höherer Eindringtiefe davon auszugehen, dass dem Ultraschall in der (präoperativen) Diagnostik der Bauchwandadhäsionen und zur Vermeidung von Komplikationen im Rahmen der laparoskopischen Operation durch bessere Operationsplanung und Trokarpositionierung eine steigende Bedeutung zukommen wird.

7. ZUSAMMENFASSUNG

Von 1994 bis 2006 wurden in der Chirurgischen Klinik und Poliklinik am Klinikum Großhadern insgesamt 185 Patienten präoperativ sonographisch untersucht mit dem Ziel, Verwachsungen zwischen der Bauchdecke und abdominellen Binnenstrukturen durch eine Einschränkung der kranio-kaudalen Verschieblichkeit der Bauchorgane gegenüber der Bauchdecke zu erkennen und sowohl Ausmaß als auch Lokalisation zu diagnostizieren. Intraoperativ wurden anschließend Verwachsungslokalisation und –grad klinisch verifiziert und dokumentiert.

Insgesamt wurden sonographisch und intraoperativ 10 longitudinale Schnitte in der 9-Felder-Technik beurteilt, dabei lagen je drei Untersuchungsfelder im Ober-, Mittel- und Unterbauch sowie in den beiden Medio-Klavikular-Linien und der medialen Sagittallinie. Sonographisch wurden die Adhäsionen in drei verschiedene Schweregrade eingeteilt, die intraoperative Einteilung der gefundenen Verwachsungen folgte der klinischen Einteilung der Adhäsionen nach Zühlke [52] in vier verschiedene Schweregrade.

Der Adhäsionsultraschall weist einen guten positiven Vorhersagewert auf, denn bei 83% aller Patienten, die präoperativ einen positiven Adhäsionsultraschall aufwiesen, wurden intraoperativ ebenfalls Adhäsionen zur Bauchdecke gefunden.

Die Genauigkeit der Adhäsionssonographie nimmt mit steigendem Verwachsungsgrad zu, drittgradige Adhäsionen werden zu 80% im Ultraschall richtig als hochgradige Verwachsungen zur Bauchdecke erkannt.

Die ermittelten Werte für Sensitivität, Spezifität, positiven und negativen Vorhersagewert der Adhäsionssonographie sind für den Oberbauch tendenziell am besten, bedingt durch die dort höhere Atemverschieblichkeit der Organe.

7. Zusammenfassung

Vergleicht man die Studien, die in den letzten Jahren zum Thema Adhäsionsultraschall erschienen sind, mit der vorliegenden, so fällt auf, dass die vorliegende Studie sowohl mit der genauen Messung der sonographischen Verschiebbarkeit der Bauchorgane und der daraus folgenden Zuordnung zu drei verschiedenen Schweregraden, als auch der klinischen Einteilung der vorhandenen Adhäsionen in vier verschiedene Schweregrade die genaueste und detaillierteste ist und mit dem Anspruch auf eine hohe Genauigkeit der Lokalisation und des Verwachsungsgrades vergleichbar gute und teils genauere Ergebnisse liefert.

Damit ergeben sich zwei hauptsächliche Anwendungsgebiete der Verwachsungssonograhpie für den klinischen Alltag.

Zum einen eröffnet sich eine Möglichkeit, den Befund der klinisch schwer fassbaren Adhäsionsbeschwerden ohne operatives Eingehen in die Bauchhöhle mit hoher diagnostischer Sicherheit zu objektivieren. Bisher ist eine Operation, sei es laparoskopisch oder offen, die einzige Möglichkeit, Verwachsungen als Ursache abdomineller Beschwerden sicher zu diagnostizieren. Diese diagnostisch unzureichende Situation wird durch die Ergebnisse der vorliegenden Studie entscheidend verbessert.

Zum zweiten ist mit dem Adhäsionsultraschall eine sehr viel bessere Operationsplanung möglich, da im Vorfeld die Möglichkeit der Durchführung einer laparoskopischen Operation sonographisch überprüft werden kann und gleichzeitig der Eingangspunkt des primären Optiktrokars und der Veres-Nadel festgesetzt oder modifiziert werden kann, um die Gefahr einer Darmverletzung durch blindes Anlegen des Pneumoperitoneums und Eingehen in die Bauchhöhle zu minimieren.

Angesichts der sich stetig weiterentwickelnden und sich verbessernden Sonographietechnologie ist davon auszugehen, dass dem Ultraschall in der (präoperativen) Diagnostik der Bauchwandadhäsionen und zur Vermeidung von

Komplikationen im Rahmen der laparoskopischen Operation durch bessere Operationsplanung und Trokarpositionierung eine steigende Bedeutung zukommen wird.

8. LITERATURVERZEICHNIS

[1] Borzellino G, De Manzoni G, Ricci F. Detection of abdominal adhesions in laparoscopic surgery. A controlled study of 130 cases. *Surgical Laparoscopy & Endoscopy* 1998; Vol. 8 No. 4: 273-76

[2] Dijkstra FR, Nieuwenhuijzen M, Reijnen MMPJ, van Goor H. Recent clinical developments in pathophysiology, epidemiology, diagnosis and treatment of intra-abdominal adhesions. *Scandinavian Journal of Gastroenterology* 2000; 35 Suppl. 232: 52-59

[3] di Zerega GS. Biochemical events in peritoneal tissue repair. *The European Journal of Surgery* 1997; Suppl 577: 10-16

[4] Donald I, McVicar J, Brown TG. Investigation of abdominal masses by pulsed ultrasound. *The Lancet* 1958: 1188-95

[5] Duffy DM, di Zerega GS. Adhesion controversies: pelvic pain as a cause of adhesions, crystalloids in preventing them. *Journal of Reproductive Medicine* 1996; 41: 19-26

[6] Dussik KT. Über die Möglichkeit, hochfrequente mechanische Schwingungen als diagnostisches Hilfsmittel zu verwenden. *Zeitschrift für die Gesamte Neurologie und Psychiatrie* 1942; 174: 153

[7] Edler I, Hertz CH. The use of ultrasonic reflectoscope for the continuous recording of the movement of the heart wall. *Kunglia Fysiografiska Sällskapets i Lund. Förhandlingar* 1953; 40:23

[8] Edler I, Gustafson A, Karlefors T, Christensson B. Ultrasoundcardiography. *Acta medica scandinavica* 1961; Suppl 370

[9] Ellis H. The clinical significance of adhesions: focus on intestinal obstruction. *The European Journal of Surgery* 1997; Suppl 577: 5-9

[10] Ellis H, Moran BJ, Thompson JN, Parker MC, Wilson MS, Menzies D, McGuire A, Lower AM, Hawthorn RJS, O'Brien F, Buchan S, Crowe AM. Adhesion-related hospital readmissions after abdominal and pelvic surgery: a retrospective cohort study. *The Lancet* 1999; 353: 1476-80

[11] Frentzel-Beyme B. Vom Echolot zur Farbdopplersonographie. Die Geschichte der Ultraschalldiagnostik. *Der Radiologe* 2005; 45: 363-70

[12] Freys SM, Fuchs KA, Heimbucher J, Thiede A. Laparoscopic adhesiolysis. *Surgical Endoscopy* 1994; 8: 1202-07

[13] Hershlag A, Diamond P, DeCherney AH. Adhesiolysis. *Clinical Obstetrics and Gynecology* 1991; 34: 395-401

[14] Holmdahl L, Risberg B, Beck DE, Burns JW, Chegini N, diZerega GS, Ellis H. Adhesions: pathogenesis and prevention – panel discussion and summary. *The European Journal of Surgery* 1997; Suppl 577: 56-62

[15] Holmdahl L. Making and covering surgical footprints [commentary]. *The Lancet* 1999; Vol. 353: 1456-57

[16] Holmes JH, Howry DH, Posakony GJ. Ultrasonic visualization of soft tissue structures in the body. *Transactions of the American Clinical and Climatological Association* 1954; 66: 208

[17] Hsu W-C, Chang W-C, Huang S-C, Torng P-L, Chang D-Y, Sheu B-C. Visceral sliding technique is useful for detecting abdominal adhesion and preventing laparoscopic surgical complications. *Gynecologic and Obstetric Investigation* 2006; 62:75-78

[18] Jung D, Mendel V, Heymann H. Therapeutische Möglichkeiten bei „Verwachsungs-beschwerden". *Zentralblatt für Chirurgie* 1986; 111: 1482-88

[19] Klein HM, Klosterhalfen B, Töns C, Steinau G, Günther RW. Conventional radiography and cross-sectional imaging modalities in the diagnosis of intestinal adhesions. In: *Peritoneal Adhesions* 1997; Eds.: Treutner K-H, Schumpelick K, Springer Verlag

[20] Kodama I, Loiacono LA, Sigel B, Machi J, Golub RM, Parsons RE, Justin J, Zaren HA, Sachdeva AK. Ultrasonic detection of viscera slide a san indicator of abdominal wall adhesions. *Journal of Clinical Ultrasound* 1992; 20: 375-80

[21] Kolecki RV, Golub RM, Sigel B, Machi J, Kitamura H, Hosokawa T, Justin J, Schwartz J, Zaren HA. Accuracy of viscera slide detection of abdominal wall adhesions by ultrasound. *Surgical Endoscopy* 1994; 8: 871-74

[22] Kothari SN, Fundell LJ, Lambert PJ, Mathiason MA. Use of transabdominal ultrasound to identify intraabdominal adhesions prior to laparoscopy: a prospective blinded study. *The American Journal of Surgery* 2006; 192: 843-847

[23] Krause W, Soldner R. Ultraschallschnittbildverfahren (B-Scan) mit hoher Bildfrequenz für medizinische Diagnostik. *Elektromedica* 1967; 35:4-8

[24] Kreitner K-F, Mildenberger P, Maurer M, Heintz A. Wertigkeit bildgebender Verfahren bei der Diagnostik unspezifischer abdomineller Beschwerden junger Patienten. *Aktuelle Radiologie* 1992; 2: 234-38

[25] Kresch AJ, Seifer DB, Sachs LB, Barrese I. Laparoscopy in 100 women with chronic pelvic pain. *Obstetrics and Gynecology* 1984; Vol. 64 No. 5: 672-74

[26] Lang RA, Hüttl TP, Hompan A, Lienemann A, Buhmann S, Steitz HO, Jauch KW. Diagnostik bei Verwachsungsbeschwerden – Sonographie oder cine-MRT? *Zeitschrift für Gastroenterologie* 2006; 44: 1074

[27] Lavonius M, Gullichsen R, Laine S, Ovska J. Laparoscopy for chronic abdominal pain. *Surgical Laparoscopy & Endoscopy* 1999; Vol. 9 No. 1: 42-44

[28] Leidig P, Krakamp B. Laparoskopische Adhäsiolyse – einfache Methode zur Diagnose und Therapie verwachsungsbedingter Abdominalschmerzen. *Leber Magen Darm* 1992; 22: 27-28

[29] Liakakos T, Nikolaos T, Fine PM, Dervenis C, Young RL. Peritoneal adhesions: etiology, pathophysiology, and clinical significance. Recent advances in prevention and management. *Digestive Surgery* 2001; 18: 260-73

[30] Luijendijk RW, de Lange DCD, Wauters CCAP, Hop WCJ, Duron JJ, Pailler JL, Camprodon BR, Holmdahl L, van Geldorp HJ, Jeekel J. Foreign material in postoperative adhesions. *Annals of Surgery* 1996; 223: 242-48

[31] Marin G, Bergamo S, Miola E, Caldironi MW, Dagnini G. Prelaparoscopic echography used to detect abdominal adhesions. *Endoscopy* 1987; 19: 147-49

[32] Menzies D, Ellis H. Intestinal obstruction from adhesions: How big is the problem? *Annals of the Royal College of Surgeons of England* 1990; Vol. 72: 60-63

[33] Menzies D. Peritoneal adhesions; incidence, cause, and prevention. *Annals of Surgery* 1992; 24 (Part I): 29-45

[34] Menzies D. Postoperative adhesions: their treatment and relevance in clinical practice [review]. *Annals of the Royal College of Surgeons of England* 1993; Vol. 75: 147-53

[35] Mueller MD, Tschudi J, Herrmann U, Klaiber Ch. An evaluation of laparoscopic adhesiolysis in patients with chronic abdominal pain. *Surgical Endoscopy* 1995; 9: 802-04

[36] Painvain E, De Pascale A, Carillo C, Dalla Torra A, Bonomo A. Preoperative ultrasonic detection of abdominal wall adhesions in laparoscopic surgery. *Gynaecological Endoscopy* 1995; 4: 265-68

[37] Parker MC. Epidemiology of adhesions: the burden. *Hospital Medicine* 2004; Vol. 65 No. 6: 330-36

[38] Ray NF, Denton WG, Thamer M, Henderson SC, Perry S. Abdominal adhesiolysis: Inpatient care and expenditures in the United States in 1994. *Journal of the American College of Surgeons* 1998; Vol. 186 No. 1: 1-9

[39] Risberg B. Adhesions: preventive strategies. *The European Journal of Surgery* 1997; Suppl 577: 32-39

[40] Salky BA, Edye MB. The role of laparoscopy in the diagnosis and treatment of abdominal pain syndromes. *Surgical Endoscopy* 1998; 12: 911-14

[41] Schäfer M, Krähenbühl L, Büchler MW. Comparison of adhesion formation in open and laparoscopic surgery. *Digestive Surgery* 1998; 15: 148-52

[42] Scott-Coombes DM, Thompson JN, Vipond MN. General surgeons' attitude to the treatment and prevention of abdominal adhesions. *Annals of the Royal College of Surgeons of England* 1993; Vol. 75: 123-28

[43] Stout AL, Steege JF, Dodson WC, Hughes CL. Relationship of laparoscopic findings to self-report of pelvic pain. *American Journal of Obstetrics and Gynecology* 1991; 164: 73-79

[44] Stovall TG, Elder RF, Ling FW. Predictors of pelvic adhesions. *The Journal of Reproductive Medicine* 1989; Vol. 34 No. 5: 345-48

[45] Swank DJ, Swank-Bordewijk SCG, Hop WCJ, van Erp WFM, Janssen IMC, Bonjer HJ, Jeekel J. Laparoscopic adhesiolysis in patients with chronic abdominal pain: a blinded randomised controlled multi-centre trial. *The Lancet* 2003; 361: 1247-51

[46] Swank DJ, van Erp WFM, van Driel OJR, Hop WCJ, Bonjer HJ, Jeekel H. A prospective analysis of predictive factors on the results of laparoscopic adhesiolysis in patients with chronic abdominal pain. *Surgical Laparoscopy, Endoscopy & Percutaneous Techniques* 2003; Vol. 13 No. 2: 88-94

[47] Swank DJ, Hop WCJ, Jeekel J. Reduction, regrowth, and de novo formation of abdominal adhesions after laparoscopic adhesiolysis: a prospective analysis. *Digestive Surgery* 2004; 21: 66-71

[48] Tu FF, Lamvu GM, Hartmann KE, Steege JF. Preoperative ultrasound to predict infraumbilical adhesions: a study of diagnostic accuracy. *American Journal of Obstetrics and Gynecology* 2005; 192: 74-79

[49] Uberoi R, D'Costa H, Brown C, Dubbins P. Visceral slide for intraperitoneal adhesions? A prospective study in 48 patients with surgical correlation. *Journal of Clinical Ultrasound* 1995; Vol. 23 No 6: 363-66

[50] Vrijland WW, Jeekel J, van Geldorp HJ, Swank DJ, Bonjer HJ. Abdominal adhesiolysis. Intestinal obstruction, pain, and infertility. *Surgical Endoscopy* 2003; 17: 1017-22

[51] Weibel MA, Majno G. Peritoneal adhesions and their relation to abdominal surgery. *American Journal of Surgery* 1973; 126: 345-53

[52] Zühlke HV, Lorenz EM, Straub EM, Savvas V. Pathophysiologie und Klassifikation von Adhäsionen. *Langenbecks Archiv für Chirurgie Suppl II* 1990; 345:1009-1016

9. TABELLARIUM

Patient	Sex	Geburts-datum	AUT-Datum	OP-Datum	AUT									OP								
					1	2	3	4	5	5a	6	7	8	9	1	2	3	4	5	5a	6	7	8	9
Patient 1	w	17.01.66	21.03.06	05.05.06	2	2	2	2	2	1	2	2	2				3				3			
Patient 2	w	20.01.52	06.09.97	21.10.97																				
Patient 3	w	02.03.65	21.01.04	10.03.04																				
Patient 4	w	06.04.43	03.07.01	07.08.01					2			1	2									2		1
Patient 5	w	14.09.23	31.03.00	03.04.00	2	2		1	1		2		1		3	3						2	2	2
Patient 6	w	27.11.25	05.10.00	06.10.00	2	2		2	2	2	2	1	1	1	3	3		3	3	3				
Patient 7	w	28.10.24	17.01.03	20.01.03					1				1									2	2	2
Patient 8	w	14.08.61	12.07.96	12.07.96					2			2	2					3	2	2		3	3	
Patient 9	m	21.04.33	07.05.01	08.05.01				1	1			1										3		
Patient 10	w	19.04.41	26.03.96	02.05.96									3						2	2			3	
Patient 11	m	07.07.33	02.12.96	06.12.96	2	1	2													2				
Patient 12	m	02.10.29	02.10.96	04.10.96	2			2	2		1				2	2	2							
Patient 13	m	28.03.59	09.04.97	11.04.97									1											2
Patient 14	w	20.12.79	20.05.97	22.05.97														2				2		
Patient 15	w	30.06.47	25.05.01	05.06.01								2	1	1										
Patient 16	w	24.10.63	28.04.97	29.04.97								1	1											
Patient 17	w	27.12.47	06.02.03	12.05.03					2	2					3	3	3	3	3	3	3	3	3	3
Patient 18	w	27.12.47	13.11.03	14.11.03		3			3	3			2			2								
Patient 19	w	07.02.38	14.04.04	09.07.04	1	1		1	2	2				1	1	1	1	1	1	1	1	1		
Patient 20	w	16.03.46	26.04.01	27.04.01																				
Patient 21	w	31.01.23	27.11.96	28.11.96							1							1	1		2			
Patient 22	w	12.11.68	02.05.02	19.06.02	3	1		3	1	1		2	1		3	2	2	3	2	2	2	3	2	2
Patient 23	m	07.11.39	28.05.01	30.05.01								1												
Patient 24	w	06.05.43	13.02.03	14.02.03											3	9	3		9	9				
Patient 25	w	06.05.43	24.11.98	01.03.99					1	1				2	2	2						n.	n.	n.
Patient 26	w	01.10.50	15.04.04	16.04.04				1			1													
Patient 27	m	11.06.44	12.06.01	13.06.01	1			1							2	2								
Patient 28	w	01.01.56	03.09.97	04.09.97					3	2		2	2	1					3	3	3	3		2
Patient 29	m	04.07.28	02.12.96	23.12.96	1	1						1	1	1	2	2						n.	n.	n.
Patient 30	w	21.07.38	02.11.01	05.11.01								1												2
Patient 31	w	19.10.32	02.07.01	03.07.01	2	1		1	1	1	1													
Patient 32	m	15.07.35	06.10.00	09.10.00																				
Patient 33	m	03.03.39	15.05.01	16.05.01								2										3		
Patient 34	m	19.05.41	18.05.01	19.05.01		2		1				1			3	3	3	3	3	3	3			
Patient 35	w	04.03.63	09.07.97	28.07.97											2	2								
Patient 36	w	02.10.43	05.04.96	06.11.96								1						2	2	2	2			
Patient 37	w	18.06.20	12.09.96	13.09.96	1	1	1	1	3	3	1					2	2		3	3				
Patient 38	m	06.04.55	23.03.01	26.03.01																				
Patient 39	w	18.09.34	12.02.96	29.02.96							3	1										3		
Patient 40	w	30.12.64	29.02.96	13.03.96							1													
Patient 41	w	01.01.47	08.01.97	09.01.97								1	1					2	2					
Patient 42	w	29.12.52	30.01.96	31.01.96					2	2		1	2						3	3	2	2	3	2
Patient 43	w	01.04.59	08.05.03	09.05.03						2			2									3		3
Patient 44	w	07.11.43	20.10.98	22.10.98				1	1	2	2	3	3	3				3	3	3	3	4	4	4
Patient 45	w	31.10.45	22.10.97	04.02.98		2			2	2		2	2	2		3			3	3		3	3	
Patient 46	w	12.02.39	13.09.94	14.09.94		2								2	2	2	2	2	2	2	2			
Patient 47	m	03.09.38	19.11.03	20.11.03																		3		
Patient 48	m	12.04.26	18.03.96	19.03.96	2				1	1				n.										2
Patient 49	w	08.06.18	03.09.96	05.12.96					2	2		2	2	1				3	3					

9. Tabellarium

Patient	Sex	Geburts-datum	AUT-Datum	OP-Datum	AUT									OP								
					1	2	3	4	5	5a	6	7	8	9	1	2	3	4	5	5a	6	7	8	9
Patient 50	w	21.02.23	01.10.01	02.10.01	2	3	2	2	2	3	2	3	3	1	2		2	2	2	2				
Patient 51	m	16.06.39	18.01.99	19.01.99		1			2	1	1	n.	1	1			2	3	2	2	2	2	2	
Patient 52	w	17.09.66	20.10.96	30.10.96																				
Patient 53	w	15.07.28	03.03.95	08.03.95					2	2	2	1	1	1	3	3	3	3	3	3	3	3	3	3
Patient 54	m	22.12.46	19.10.00	23.10.00		2		2	2	2		1	1	1		3			3	3				
Patient 55	w	22.04.49	18.09.02	23.09.02	1			1				1	1	1			2		2	2				
Patient 56	w	26.09.49	09.12.03	10.12.03	1	1	1					2	2	2	n.	n.	n.					3	3	3
Patient 57	w	15.06.67	12.01.96	01.02.96															2					
Patient 58	w	26.04.54	10.07.01	11.07.01							1	1	1	1										
Patient 59	w	09.08.43	20.10.97	21.10.97	1	1	1					1	1									2		2
Patient 60	w	12.05.50	03.04.01	05.04.01	3	2	2	2	2	2	2	3	2	2	3	3	3	3	3	3	3	3	3	3
Patient 61	w	05.12.27	19.06.01	20.06.01					1			1	1	1										
Patient 62	w	11.12.53	14.01.04	14.01.04					1	1					2	2	2		2	2				
Patient 63	w	06.10.35	31.07.97	01.08.97	1	1	1	1	1	1	1	1	1	1										
Patient 64	w	12.03.64	11.10.04	13.01.05		2			3	2	1		2					4	3	3	3	4	3	3
Patient 65	w	24.08.39	03.05.01	07.05.01																				
Patient 66	w	08.11.49	09.01.03	15.01.03		2			2	2	1	1	1					3	3	3	3			
Patient 67	m	19.03.22	18.07.01	19.07.01					2	2	1			1								2	2	2
Patient 68	m	08.11.52	04.03.04	09.03.04	1	1		1	1	1		1	1	1	1	1	1							
Patient 69	w	24.12.34	09.12.03	10.12.03																				
Patient 70	m	26.08.36	28.08.01	29.08.01																				
Patient 71	m	22.08.49	12.11.03	12.03.04		2				1	1					3	3		3	3	3			
Patient 72	w	28.06.40	05.11.02	15.11.02				1				n.	n.	n.										
Patient 73	m	19.09.54	08.08.00	14.08.00							1											2	2	2
Patient 74	m	13.02.21	22.01.03	11.03.03	2	1		1	2			1			3	3								
Patient 75	m	12.03.38	10.10.00	11.10.00		1							1											
Patient 76	w	31.05.45	13.06.01	18.06.01	2	2	1	2	2	2	1	2	2	2	3	3	3	3	3	3	3	3	3	3
Patient 77	w	11.07.39	13.07.04	14.07.04			1					1		1								4		4
Patient 78	w	11.02.59	01.11.99	02.11.99	1	1		3	3	3	3							3	3	3	3			
Patient 79	w	10.09.47	12.09.96	13.09.96					1	1														
Patient 80	m	07.03.63	04.11.97	05.11.97	1	2						2	2		3	3	3	3						
Patient 81	w	13.06.39	22.03.01	27.03.01							1	1		2	2				2					
Patient 82	m	30.07.68	25.04.01	26.04.01																				
Patient 83	m	21.10.36	16.12.03	17.12.03							n.	n.	n.									3	3	3
Patient 84	w	20.07.67	24.03.00	27.06.00								2							2				3	
Patient 85	w	04.10.62	13.05.96	23.05.96							1	1										2	2	
Patient 86	w	08.04.65	14.10.03	15.10.03					1	1		1	2					3	3		3	3	3	
Patient 87	m	26.02.26	07.06.99	08.06.99	2	2	2	2				2	2	2	3	3	3				n.	n.	n.	
Patient 88	m	04.03.48	06.11.02	13.11.02	2	2		1	1						3	3	3	3				2		
Patient 89	w	27.06.43	09.12.97	15.01.98				1	1									2	2					
Patient 90	w	13.02.46	23.12.02	27.12.02				1	1			1					2	2	2	2	2	2	2	
Patient 91	w	16.07.80	17.10.03	08.12.03							1	1	1							2	2	2	2	
Patient 92	w	23.08.38	14.01.99	26.01.99								1												
Patient 93	w	10.06.67	12.06.06	11.08.06			2	3	3	2	2	3	2					9	9	9	9	9	9	9
Patient 94	w	10.06.67	16.02.96	21.02.96								2	1							2	2	2	2	
Patient 95	w	19.06.31	19.11.99	19.11.99		2		2		1		2	3	2							3	3	3	
Patient 96	m	29.06.63	05.04.01	09.04.01		2		2	2	2	2	2	1	1	3	3	3	3	3	3	3	3	3	3
Patient 97	m	29.06.63	06.09.01	11.09.01	1	1		2	2	2	1	2	3	1	2	2	2					3		2
Patient 98	m	29.06.63	27.02.03	17.04.03			1		1	1		1					3		3	3				
Patient 99	w	27.05.39	15.05.01	16.05.01							2						2							
Patient 100	w	01.09.41	17.12.02	22.01.03															3			3	3	
Patient 101	w	31.05.64	30.09.97	02.10.97		2		1	2	2			3					3	3			2	2	
Patient 102	w	02.05.44	03.05.96	15.10.96																1				1

60

9. Tabellarium

Patient	Sex	Geburts-datum	AUT-Datum	OP-Datum	AUT 1	2	3	4	5	5a	6	7	8	9	OP 1	2	3	4	5	5a	6	7	8	9
Patient 103	w	03.10.40	07.08.02	08.08.02																				
Patient 104	m	10.11.42	24.04.97	25.04.97	2																			
Patient 105	w	19.02.59	01.08.00	24.01.01								3	2									3	3	3
Patient 106	m	01.05.27	26.10.98	24.11.98										1								2		
Patient 107	w	25.11.50	03.07.01	04.07.01					1	1			1						2	2				
Patient 108	w	16.11.43	12.01.04	13.01.04											9	9	9	9	9	9	9			
Patient 109	w	26.06.50	16.01.96	17.01.96									2		2	2	2					2	3	3
Patient 110	m	28.11.36	25.10.99	26.10.99	2					1		2	1	1	Lokalisation nicht beurteilbar									
Patient 111	w	29.02.36	16.01.98	16.01.98								1	1	1		2						2		
Patient 112	w	26.03.36	07.08.96	08.08.96								1										2		
Patient 113	m	30.03.54	10.01.03	13.01.03	n.	n.	1	n.	n.	n.	1	n.	n.	n.		3	3	3	3					
Patient 114	m	08.06.38	19.06.01	20.06.01																				
Patient 115	w	09.02.38	21.11.00	23.11.00	2																			
Patient 116	w	17.10.32	13.12.96	17.12.96					2	1						2	2							
Patient 117	w	23.03.53	18.11.98	18.11.98																		1	1	1
Patient 118	m	19.03.42	09.01.96	15.01.96	1										2	2	2							
Patient 119	w	23.04.78	24.03.00	05.04.00																				
Patient 120	m	22.07.40	27.08.01	28.08.01	1		1	2	2	1	1	1										3		
Patient 121	m	18.09.30	07.10.96	08.10.96		1	1	1			1											2		
Patient 122	w	17.11.67	12.11.03	14.11.03	1			1	1			2										3	3	3
Patient 123	w	17.11.67	22.01.04	18.02.04			1	2			3	1	1					4	4			4		
Patient 124	w	15.10.57	31.01.03	02.03.03																				
Patient 125	w	20.11.39	15.04.04	15.04.04	1	1	1	1	1	1	1	3	2	2		2	3				2	3		
Patient 126	w	23.05.50	14.11.03	17.11.03																			9	9
Patient 127	w	24.04.30	24.10.00	20.11.00																				
Patient 128	w	12.06.52	13.08.98	07.09.98			2		2	2	2	2	2	2				3	3	3	3	3	3	3
Patient 129	m	21.12.24	11.09.97	15.09.97	2	1		2	2															
Patient 130	w	02.09.36	26.11.02	28.11.02									1									1		
Patient 131	w	04.07.38	16.09.96	28.11.96	2	2	1	2	2	2	2	2	2	2										
Patient 132	m	08.09.35	08.07.98	09.07.98		2		2	1			1				2		2	2			2		
Patient 133	m	25.03.16	28.08.96	29.08.96					1	1		1	1	1										
Patient 134	m	16.02.21	16.04.98	24.04.98	3	3	1	3	1	1	1	1	1	1	3	3	3							
Patient 135	w	29.04.17	12.02.96	19.02.96	1	2		2	2	2	2	3	3	3	2									
Patient 136	w	21.03.36	05.11.97	26.11.97	2	2			2	2		3	2	2					3	3		3	3	3
Patient 137	m	13.11.41	27.08.02	16.10.02	2	2	1	2	2	2	1	1	1	1	2	2	2	2	2	2	2	2	2	2
Patient 138	w	05.06.43	16.07.01	17.07.01									1			n.	n.	n.	n.	n.	n.	n.	n.	n.
Patient 139	m	08.03.21	08.11.96	08.11.96								1	2	1										
Patient 140	w	22.07.49	26.07.00	27.07.00																				
Patient 141	m	16.10.26	30.09.96	01.10.96								1	1										2	2	
Patient 142	w	10.06.35	12.02.96	13.02.96					2															
Patient 143	m	08.11.36	07.01.97	08.01.97	1							1	1	1							2			2
Patient 144	m	08.06.35	19.04.02	23.04.02	2	2	2	1	3	3	2	1	2	2	2	2	2	2	2	2	2	2	2	2
Patient 145	w	03.09.62	12.03.96	17.04.96	1	2						2	2											
Patient 146	m	11.04.46	07.10.97	07.10.97	1			1	2	1		2	1			2		2	3	2		2		
Patient 147	w	11.02.44	16.01.03	19.09.03					2				1					3	3	3	3	3	3	3
Patient 148	w	17.02.46	24.04.01	02.05.01								1						2	2			2		
Patient 149	m	31.01.44	01.07.96	02.07.96																				
Patient 150	m	06.11.61	29.01.03	30.01.03		1			1	1						2		2	2			2		
Patient 151	w	28.09.52	16.07.01	17.07.01								1	1			2		2	2	1				
Patient 152	w	09.07.61	11.10.00	12.10.00								2	2	2				3			3	3	3	3
Patient 153	m	25.09.48	23.01.01	24.01.01	3	3									3	3								
Patient 154	w	04.05.08	17.02.96	19.02.96								1										3	3	3

9. Tabellarium

Patient	Sex	Geburts-datum	AUT-Datum	OP-Datum	AUT										OP								
					1	2	3	4	5	5a	6	7	8	9	1	2	3	4	5	5a	6	7	8	9
Patient 155	m	13.10.52	05.03.97	05.03.97																			2	
Patient 156	w	26.09.42	04.09.97	08.09.97		1			2	2	2	1	2	2							2			
Patient 157	w	23.04.28	27.11.02	29.11.02					1	1		n.	n.	n.	n.	n.	n.	n.	n.	n.	n.	n.	n.	n.
Patient 158	w	11.03.58	25.07.02	26.07.02														2			2			
Patient 159	w	05.12.55	11.04.00	17.05.00								1	1										2	2	2
Patient 160	m	17.07.50	17.12.02	19.12.02												2	2				2			
Patient 161	w	04.12.70	15.12.99	16.12.99					2	2	1	1	2	1		3	3							2
Patient 162	w	01.01.25	09.05.96	13.05.96					2	2		1	3			3	3					3		
Patient 163	w	07.05.51	09.10.01	23.10.01				1	3	3	1	1	1	1		2	3	3	2	2	3	2		
Patient 164	w	18.07.49	16.12.96	17.12.96																					
Patient 165	w	17.10.74	09.10.00	17.10.00							1														
Patient 166	w	24.11.66	06.09.97	01.10.97							1									2					
Patient 167	w	25.01.38	02.09.02	06.09.02	3	3			2	2	2	2	1	1	3	3			1	1				
Patient 168	w	08.04.63	10.06.97	11.06.97					1	1							2		2	2				
Patient 169	m	02.08.32	13.02.03	14.02.03					2	2	n.	n.	n.	n.	2	2	2	2	2	2	2	2	2	2
Patient 170	w	29.06.57	30.03.98	31.03.98					1															
Patient 171	w	16.01.27	09.07.01	20.07.01	2	2	2	2	2	2	2	2	2	2	3	3	n.	n.	n.	n.	n.	n.	n.	n.
Patient 172	w	25.11.45	30.07.96	31.07.96																				
Patient 173	w	29.11.29	19.10.00	20.10.00							1	1	1											
Patient 174	m	05.05.14	19.06.96	20.06.96			1	1	1	1	1	1	1	1				2	2	2	2	2	2	2
Patient 175	w	08.05.49	22.11.00	23.11.00																				
Patient 176	w	12.04.35	19.11.98	02.12.98	2	3	2	-	2	2	3	2	2	3	2	3	2	2	3	3	2	2	3	2
Patient 177	w	27.10.49	29.07.96	30.07.96					2	2		2	2	2					3	3		3	3	3
Patient 178	m	21.04.22	20.09.96	20.09.96					1	1		1	3									4	4	4
Patient 179	w	06.04.60	27.11.96	10.02.97																				
Patient 180	m	03.08.43	29.05.01	30.05.01		1			1	1			1			2			2				2	
Patient 181	w	05.12.34	13.02.02	18.02.02	1				1	1			1		2	2	2	2	2	2	2	2	2	2
Patient 182	w	15.06.57	16.12.96	17.12.96																				
Patient 183	w	04.04.48	27.07.00	17.08.00	1			1	1	1	1					2	2	2						
Patient 184	w	17.03.50	04.12.00	07.12.00																				
Patient 185	m	10.11.75	08.04.02	09.04.02	2	2	1	2	2	2		1	2		2	2	2	2	2	2	2			

n. = nicht auswertbar
9 = Adhäsion vorhanden, aber Grad nicht bestimmbar

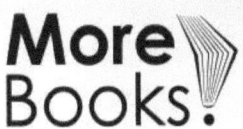
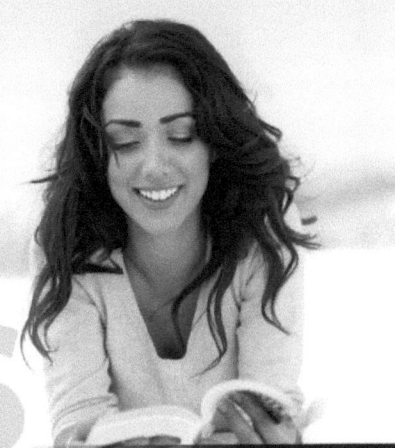

I want morebooks!

Buy your books fast and straightforward online - at one of world's fastest growing online book stores! Environmentally sound due to Print-on-Demand technologies.

Buy your books online at
www.morebooks.shop

Kaufen Sie Ihre Bücher schnell und unkompliziert online – auf einer der am schnellsten wachsenden Buchhandelsplattformen weltweit! Dank Print-On-Demand umwelt- und ressourcenschonend produziert.

Bücher schneller online kaufen
www.morebooks.shop

KS OmniScriptum Publishing
Brivibas gatve 197
LV-1039 Riga, Latvia
Telefax: +371 686 204 55

info@omniscriptum.com
www.omniscriptum.com

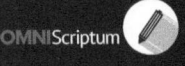

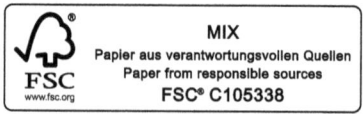

Printed by Books on Demand GmbH, Norderstedt / Germany